La Salud Mental en Tiempos de Pandemia

Paul Valent

Traducido al español por

M. L. Mario

Tektime Editore

2021

Título original: "Mental Health In The Times Of The Pandemic"

Publicado originalmente por Australian Scholarly Publishing en 2020

Escrito por Paul Valent

1ª edición: mayo 2021

© Editorial Tektime, 2021

Todos los Derechos Reservados

Distribuido por Tektime

https://www.traduzionelibri.it

No se permite la reproducción total o parcial de este libro, ni su incorporación a un sistema informático, ni su transmisión en cualquier forma o por cualquier medio, sea éste electrónico, mecánico, por fotocopia, por grabación u otros medios, sin el permiso previo y por escrito del editor.

La infracción de los derechos mencionados puede ser constitutiva de delito contra la propiedad intelectual (Art. 270 y siguientes del Código Penal).

Diríjase a CEDRO (Centro Español de Derechos Reprográficos) si necesita fotocopiar o escanear algún fragmento de esta obra.

Puede contactar con CEDRO a través de la web www.conlicencia.com o por el teléfono en el 91 702 19 70 / 93 272 04 47.

Prefacio

«Mi mente está acelerada con esta crisis». «Es solo una gripe, en serio. Solo muere el 3%». «¿Está infectada la persona que ha manipulado mi comida?». «¡Vamos a superar esto!». «Soy enfermera, me preocupo y tengo cuidado. Llego a casa y tengo cuidado. Estoy agotada de tanto cuidado». «Estamos todos juntos en esto, pero me siento sola». «¿Me va a ver la gente haciendo cola para comprar comida?». «Tengo que evitar a la gente que ha sido como de la familia». «Soy una montaña rusa de ira, miedo y llanto al límite». «Mi pecho pesa como el plomo». «Me duele el pecho». «Mi pecho va a explotar». «Mi madre está enfadada». «Me siento honrada de poder ayudar en la línea de batalla».

Estos son solo algunos de los comentarios compartidos durante la pandemia de la COVID-19 (enfermedad por coronavirus de 2019). Son un ejemplo de aquello a lo que nos referimos como el aumento de las consecuencias sobre la salud mental a causa de la pandemia.

A menudo, los efectos sobre la salud mental a causa de las pandemias se definen como ansiedad, depresión e ideas suicidas. Pero nuestros pequeños ejemplos indican que los efectos sobre la salud mental son amplios y no pueden ser encapsulados en unas cuantas palabras.

La pandemia ha hecho volar nuestro mundo por los aires. Lidiamos con la inmediatez de la supervivencia. Intentamos orientarnos, pero nuestras mentes están obnubiladas. Estamos retenidos por los muchos sentimientos y sensaciones ejemplificados anteriormente.

Intentamos tomar el control, incluso cuando estamos preocupados por nuestros retos personales, familiares, económicos, políticos y, por supuesto, también espirituales.

Intentamos encontrar sentido a esta situación basándonos en crisis anteriores. ¿Es esto un desastre, como los recientes incendios forestales? O quizá es como una guerra, con la que mucha gente compara la pandemia. ¿Nos estamos resguardando en las trincheras mientras esperamos las armas (vacunas) que nos llevarán a la victoria? O quizá es como la Gran Depresión, con tanta gente desempleada y arruinada.

Por último, nos preguntamos cuándo y cómo terminará todo esto, y qué habrá después. ¿Nos toparemos con una avalancha de perturbaciones, estructuras fragmentadas y enemistades o surgirá lo mejor de nuestra naturaleza? ¿Habremos aprendido nuevos medios y creado nuevos horizontes? ¿Aprenderemos a ver el mundo de una forma diferente y fijaremos nuevas metas para nuevos retos? ¿Podría ser este el lado bueno de esta pandemia?

Afortunadamente, desde la última gran pandemia, la Gripe Española de 1.918, hemos desarrollado muchos conocimientos sobre respuestas al desastre.

El conocimiento de las respuestas humanas ante los desastres puede ayudar a los individuos y sociedades a entenderse mejor a sí mismos y a manejar mejor su presente y su futuro.

El propósito de este libro es ayudar en la orientación para poder encontrar sentido a los múltiples efectos de esta pandemia sobre la salud mental y, por ende, ayudar a mitigar la angustia para diseñar un futuro mejor.

Tras la Introducción, presento, en los capítulos 1 y 2, un sumario de respuestas comunes ante el desastre, como las que se han manifestado en esta pandemia. Las respuestas se dividen en biológicas, psicológicas y sociales, según ocurran en individuos, familias, niños y grupos vulnerables. Los capítulos ofrecen algunos ejemplos útiles de lo que hay y lo que no hay que hacer.

Estos capítulos son una versión extendida del panfleto How to Cope With a Major Personal Crisis, que ha sido distribuido en desastres australianos y extranjeros por más de tres décadas.

El capítulo 3 ofrece un marco que ayuda a la orientación, la comprensión y el trato con las amplias consecuencias de la pandemia. En él se utiliza un marco traumatológico desarrollado en From Survival to Fulfilment; A Framework for the Life-Trauma Dialectic y en Trauma and Fulfilment Therapy; A Wholist Framework, publicados por Taylor & Francis.

Ya que las grandes crisis no solo evocan esfuerzos de supervivencia, sino que también revelan el alcance de las aspiraciones humanas, aprenderemos, a través de nuestras respuestas, sobre las vulnerabilidades humanas y también sobre nuestro potencial y capacidad de realización.

Este libro es apto tanto para profesionales como para el público aficionado. El capítulo 2 está indicado para lectura general. El panfleto en que este se basa es reconocidamente accesible y útil.

Sobre Paul Valent

Paul Valent es un reconocido especialista en traumas versado en medicina, psiquiatría y psicoterapia. Influido por su experiencia del Holocausto siendo un niño, siempre se ha interesado por los traumas. Ha sido psiquiatra de enlace durante 25 años en el departamento de emergencias del Monash Medical Centre de Melbourne, donde trató a muchos pacientes traumatizados. Inició un equipo de salud mental en los incendios forestales del Miércoles de Ceniza.

Valent fundó el grupo de Niños Supervivientes al Holocausto de Melbourne y cofundó la Sociedad Australiana para el Estudio del Estrés Traumático. Presidió durante el año 2.000 la Conferencia Mundial de la Sociedad Internacional para el Estudio del Estrés Traumático.

Sus publicaciones incluyen numerosos artículos, entradas enciclopédicas y conferencias. Su primer libro fue Child Survivors of the Holocaust; Adults Living with Childhood Trauma. Sus libros From Survival to Fulfilment; A Framework for the Life-Trauma Dialectic y Trauma and Fulfilment Therapy; A Wholist Framework son textos pioneros en la ciencia de los traumas. In Two Minds; Tales of a Psychotherapist y su último libro, Heart of Violence; Why People Harm Each Other, son aptos tanto para profesionales como para el público general..

Dedicado a Dani, Ariel y Amy

Agradecimientos

Estoy profundamente agradecido a las siguientes personas, quienes sin dudar ni escatimar en esfuerzos me aportaron sus experiencias y sabiduría: Prof. Grant Blashki, Michael Breen, Prof. Tony Guttmann, Rana Hussain, Dr. Amelia Klein, Prof. Pat McGorry, Dr. Natasha Rabbidge, Sr. Natasha Reisner, James Walker, y Ted Watts.

También tengo que hacer referencia a 4 Corners ABC/PBS, y a las publicaciones de la Cruz Roja, Beyondblue y Emergency Management Australia.

Un especial agradecimiento a Nick Walker, quien inspiró este libro, y también al personal de Australian Scholarly Publishing que lo produjo.

Índice

CAPÍTULO 1: INTRODUCCIÓN

Todas las amenazas de vida parecen ser exclusivas de aquellos que las experimentan. Y, sin embargo, desde un punto de vista diferente, todas las amenazas comparten aspectos comunes. Por ejemplo, todo evento conlleva un momento de preparación, un momento de manifestación, un momento de inestabilidad y un momento de recuperación. Los términos científicos para estos momentos son fase previa al impacto, fase de impacto, fase posterior al impacto y fase de recuperación.

Del mismo modo, cada situación involucra a individuos, familias, grupos y comunidades; adultos y niños; personas aptas y vulnerables; líderes y seguidores.

Cada situación es física, emocional y socialmente estresante, y en cada una de ellas un cierto conjunto de respuestas de estrés heredadas intentan restaurar el equilibrio.

Aunque todas las situaciones traumáticas comparten elementos comunes, también son diferentes. Nos damos cuenta de que los accidentes de tráfico difieren de las inundaciones, y ambos difieren de las guerras.

Es aquí donde tratamos de orientar la pandemia, un desastre o una situación traumática fuera de nuestra experiencia previa.

Veamos lo que sabemos de epidemias y pandemias pasadas.

Epidemias y pandemias pasadas

A lo largo de la historia se han acontecido epidemias generalizadas. En el 430 a.C. los atenienses perdieron a 100.000 personas durante la Guerra del Peloponeso. Esto fue insignificante en comparación con la Peste Antonina del 165-180 d.C., que arrasó al ejército romano y mató a cinco millones de personas, sin contar las invasiones y guerras civiles que siguieron.

Del mismo modo, la Plaga de Justiniano en 541-542 d. C, que podría haber aniquilado al 10% de la población mundial, presenció la desaparición gradual del Imperio Bizantino.

Se estima que la Muerte Negra o Peste de 1346-1353 aniquiló a 25 millones de personas, entre un tercio y la mitad de la población europea.

Las plagas americanas del siglo XVI, introducidas por los europeos, mataron al 90% de las civilizaciones azteca, inca e india americana, facilitando la conquista europea del hemisferio occidental.

La pandemia de la Gripe Española de 1918-1920 infectó a alrededor de 500 millones de personas, es decir, un tercio de la población mundial. Se cobró al menos 50 millones de muertes. Las malas condiciones de los soldados que lucharon en la Primera Guerra Mundial aumentaron la propagación y la letalidad del virus.

En los últimos tiempos la gripe asiática de 1957-1958 mató a un millón de personas, principalmente en Singapur y Hong Kong. La pandemia del SIDA, que estalló en 1981, ha matado a 35 millones de personas en todo el mundo. Alrededor de 40 millones siguen infectados por él, pero la medicación les permite vivir una vida normal. Por último, la pandemia de gripe porcina H1N1 de 2009 causó la muerte de hasta medio millón de personas. Se incluye una vacuna contra esta gripe en las vacunas estándares contra la gripe.

La pandemia actual

Origen. La SARS-CoV-2, generalmente conocida como Covid-19 (enfermedad del coronavirus de 2019), parece haberse originado en el mercado mayorista de mariscos de Huanan, en Wuhan, China, a finales de 2019. El virus probablemente se transmitió de los virus corona del murciélago. En marzo de 2020, el virus se propagó por todo el mundo lo suficiente para que la OMS lo declarara una pandemia.

Prevalencia. En febrero de 2021 se notificaron 106 millones de casos y más de 2,3 millones de muertes debidas a la COVID-19 en todo el mundo. En Estados Unidos las cifras se acercan a las 500.000 muertes.

Debido a que muchas personas infectadas no revelan síntomas o solo presentan síntomas leves, y debido a que en muchos casos las estadísticas no son fiables, se desconoce la proporción de infecciones graves y letales respecto del total de infecciones. Sin embargo, se estima que alrededor del 1% de todos los infectados mueren. Aquellos con síntomas significativos tienen una probabilidad mayor, entre el 1 y el 10%, de morir.

Las tasas de infección y mortalidad están influenciadas por muchos factores. En todo el mundo las tasas relativamente altas de infección son más probables en situaciones de pobreza, hacinamiento, falta de educación y necesidad de asumir puestos de trabajo arriesgados donde las infecciones son más probables. Asociado con sus desventajas sociales, en América los afroamericanos murieron tres veces más que los estadounidenses blancos.

Las tasas de mortalidad aumentaron con la edad, especialmente si los ancianos tenían condiciones médicas subyacentes. Las altas tasas iniciales de mortalidad en Italia, que abrumaron a los servicios de salud, se atribuyeron a una población relativamente anciana. Las residencias de ancianos mal atendidas por personal ocasional no capacitado fueron las responsables de una segunda oleada de infección en Melbourne, la cual causó muchas muertes.

Ninguna parte vulnerable de la comunidad puede ser ignorada. Por ejemplo, después de haber hecho frente exitosamente a la primera ola del virus, Singapur y Tailandia sufrieron segundas olas que comenzaron en focos ignorados y hacinados de poblaciones migrantes.

Un grupo especial en situación de riesgo estaba integrado por trabajadores de la salud. En abril de 2020 aproximadamente 200 médicos habían muerto por el coronavirus en todo el mundo. En junio, 898 sanitarios murieron solo en Estados Unidos. En agosto se estimó que el 10% de los sanitarios encargados directamente de tratar el coronavirus en diferentes partes del mundo había sido infectada. La disminución del personal se suma a la tensión de los trabajadores restantes.

Dicho todo esto, la mayor influencia en la prevalencia de la enfermedad es el enfoque que se le da por parte de los líderes nacionales. Corea del Sur y Singapur, con experiencia previa en epidemias, impusieron rápidamente medidas estrictas de higiene y aislamiento, y sus poblaciones se salvaron relativamente, incluso con la segunda oleada. A Inglaterra le tomó tiempo reconocer la gravedad de la pandemia. Suecia eligió la inmunidad de rebaño y dejó que la pandemia se desgarrara. Brasil tomó una actitud machista e indiferente, y el presidente estadounidense, Trump, se burló de la enfermedad como un engaño del Partido Demócrata. Estos últimos países, especialmente los Estados Unidos (con cerca de 500.000 muertes), han sufrido graves tasas de infección y mortalidad.

Las valoraciones y acciones realistas fueron la mejor protección contra la enfermedad.

Síntomas. Según la OMS, los síntomas surgen de uno a catorce días después del contagio de la enfermedad. Los síntomas más comunes son fiebre, tos seca y fatiga. Menos comunes son el esputo, la pérdida del gusto y el olfato, la dificultad para respirar, los dolores musculares y articulares, el dolor de garganta, los dolores de cabeza, los escalofríos, los vómitos, la tos con sangre, la diarrea, erupción cutánea, la depresión y la ansiedad. Se están investigando otros efectos a largo plazo.

Tratamiento. El mejor tratamiento es la prevención, pero esta requiere una vacuna. Se están lanzando diferentes vacunas con esperanzas variables de contener el virus y sus mutaciones.

La mayoría de las infecciones no son graves, y el tratamiento es sintomático, lo que significa que el tratamiento está dirigido a aliviar síntomas específicos. Por ejemplo, los ventiladores ayudan a proporcionar oxígeno a las personas con infecciones pulmonares graves.

Una vez dentro de una población, la erradicación del virus es difícil. Sin embargo, diversas técnicas reprimen la propagación del virus: cierre de fronteras, cuarentena a la llegada, chequeo de la población, cuarentena a las personas infectadas y sus contactos, distanciamiento social, cesa laboral de empresas no esenciales, así como de escuelas y trabajadores, aislamiento de la población en sus hogares, uso de máscaras, lavado de manos y desinfección frecuente.

Todas estas medidas ayudan a contener la propagación de infecciones, evitar que los servicios de salud se desborden y proporcionar tiempo para nuevos tratamientos y el desarrollo de una vacuna.

El diagnóstico depende del éxito de las medidas

preventivas y de la eficacia de los sistemas políticos y sanitarios, para hacer frente a nuevos brotes y «segundas olas», pero especialmente de la disponibilidad de una vacuna. Una vez infectada, la mayoría de las personas sobreviven, dependiendo de la gravedad de la enfermedad y la ayuda disponible. Sin embargo, algunos síntomas pueden persistir o repetirse.

Consecuencias secundarias. Las alteraciones de los sistemas y relaciones individuales, familiares, laborales, comunitarios e internacionales conllevan una variedad de consecuencias perjudiciales.

Los suicidios, la violencia doméstica, los accidentes y una variedad de enfermedades pueden aumentar al igual que en otros desastres. Hasta ahora la violencia doméstica se ha manifestado de manera más abierta. Sin embargo, en todo el mundo han surgido divisiones y reproches sociales, fronteras entre el «nosotros» y el «ellos» y distintas tendencias sociales, raciales y xenófobas. Algunos dicen que las consecuencias económicas, sanitarias, sociales y políticas secundarias pueden ser más perjudiciales que el virus.

Las consecuencias secundarias están generalizadas. Sin presencia de una vacuna, la pandemia podría alargarse durante años. La pandemia ya ha causado tensiones en los servicios de salud, estragos en las economías y tensiones políticas. Ha causado un deterioro generalizado de la salud mental, que se extiende de individuos a naciones.

En resumen, al igual que la propagación del virus físico, la expansión de los círculos concéntricos de sus efectos se manifiesta física, psicológica y socialmente de individuos a naciones.

CAPÍTULO 2: EXPERIMENTAR Y HACER FRENTE A LA PANDEMIA

Este capítulo nombra y proporciona palabras para experiencias frecuentemente no nombradas e impensadas. Las palabras cristalizan tales experiencias y proporcionan medios para pensar, comprender y lidiar con ellas. Comprender el entorno interno de uno mismo puede ser tan útil como entender el entorno externo.

Las cuestiones de salud mental han cobrado cada vez más importancia en esta pandemia, al igual que en otros desastres. Sin embargo, las enfermedades psiquiátricas aumentan solo un poco. La mayoría de los problemas de salud mental, incluso las tasas generalmente reconocidas de ansiedad, depresión y suicidio pueden entenderse mejor en términos de una amplia gama de respuestas ante el estrés y el trauma en vez de como enfermedades psiquiátricas.

Las enfermedades psiquiátricas estallan o se deterioran cuando la pandemia ataca vulnerabilidades anteriores que habían causado esas enfermedades en el pasado.

Lo que sigue son descripciones en miniatura de las respuestas mentales, físicas y sociales comunes (biopsicosociales) ante los desastres que se manifiestan en esta pandemia. Comprender estas respuestas puede conducir a mejores medios para mitigarlas.

Como ya se ha mencionado, este capítulo es una versión ampliada del folleto How to Cope With a Major Personal Crisis, que se ha distribuido en desastres australianos y en el extranjero durante más de tres décadas.

Consecuencias del estrés traumático

Las respuestas que figuran a continuación se aplican a las respuestas ante la pandemia, así como a sus consecuencias secundarias, como el duelo y el desempleo.

Sentimientos y emociones comúnmente presentes en la pandemia

Conmoción e incredulidad. Inicialmente la pandemia se veía como algo irreal, como un sueño o una película. La invisibilidad del virus y el pequeño número de personas que inicialmente se vieron afectadas facilitaron la negación. «Tal vez solo sea como una gripe mala».

El miedo y la ansiedad han sido la otra cara de la incredulidad. Los miedos incluían: «el virus me matará, me devorará a mí o a mi familia; me quedaré solo; abandonado; traicionado; puedo faltar a mis deberes; puedo hacer algo que dañará a otros». La ansiedad puede lindar con el pánico.

La impotencia y la desesperación se acentúan por la generalización y la invisibilidad del virus.

Dependencia. La gente depende de las autoridades para obtener información, orientación y esperanza. Renuncian voluntariamente a las libertades por las que antes lucharon duro para preservar y obedecen nuevas reglas restrictivas. Algunos hacen una muestra de su independencia y desafían las reglas.

Soledad y añoranza de familiares y amigos a los que no se puede visitar y tocar. Anhelando todo lo pasado, algunas cosas incluso para siempre.

Tristeza, dolor y depresión después de los duelos,

enfermedades y pérdidas de todo tipo.

Desesperación cuando la pandemia se prolonga, aparecen segundas olas, las consecuencias siguen aumentando, y no se prevé final alguno.

Ira contra líderes desinteresados, que han sido negligentes. Frustración e impotencia debido a la incapacidad para continuar con la propia vida. Indignación con la falta de sentido y la injusticia de todo eso. La ira con los «otros», y la búsqueda de chivos expiatorios para el sufrimiento propio.

Culpa por estar vivo y sano, por estar mejor que los demás, por no salvar o ayudar a otros, por no impedir que los hijos sufran.

Vergüenza por ser indefenso, dependiente, sensible; por ser pasivo, cobarde.

Sobreimplicación y sobreexcitación. La gente puede seguir cada detalle de la pandemia. Esto puede alternarse con

el entumecimiento cuando las personas se separan de la información y los sentimientos. Los sentimientos pueden disiparse, y surgir inesperadamente.

Decaimientos y decepciones, por ejemplo, por olas recurrentes del virus, que pueden alternarse con

esperanza de cara al futuro y tiempos mejores, especialmente a medida que disminuyen las tasas de contagio y mortalidad.

Todos estos sentimientos pueden ocurrir individualmente o en conjunto. Pueden ocurrir en relación con el virus mismo, o en relación con tensiones secundarias como el desempleo o no poder pagar el alquiler.

Los sentimientos son comunes y normales, y permitir su expresión no conduce a la pérdida de control como se pueda temer, sino al alivio y la sanación.

Reprimir sentimientos puede provocar problemas nerviosos y físicos.

Respuestas perceptivas y físicas

El tiempo puede llevar al aburrimiento, pero en retrospectiva para haber pasado volando.

Memoria y concentración. La mente de uno puede volverse borrosa y constreñida.

La fatiga puede derivarse del insomnio, la vigilancia constante y la necesidad de reevaluar cuáles eran las actividades automáticas cotidianas.

Los síntomas físicos comunes incluyen mareos, palpitaciones, sacudidas, asfixia en la garganta, náuseas, diarrea y dolores de cabeza, cuello, pecho y espalda.

Las mujeres pueden experimentar desórdenes en el útero y trastornos menstruales. Cualquiera de los géneros puede experimentar cambios en su interés sexual.

Efectos físicos secundarios. Las infecciones, la hipertensión, las enfermedades cardíacas, la diabetes y otras enfermedades pueden surgir o agravarse por el estrés. Se ha producido un aumento en el consumo de café, alcohol y drogas. Algunas personas abandonaron sus regímenes de tratamiento. Algunos se dejaron al juego.

Accidentes: el estrés conduce a aumentos en accidentes domésticos y de automóvil, motocicleta y bicicleta.

Las mejoras paradójicas pueden ser resultado del confinamiento, como un menor número de infecciones debido a una menor mezcla social.

Familia y relaciones sociales

La pandemia ha producido consecuencias diferentes e incluso opuestas según las circunstancias predominantes. Por ejemplo, las separaciones de los miembros de la familia debido a las fronteras cerradas y los confinamientos eran difíciles de soportar, pero en otras circunstancias, la proximidad excesiva y prolongada podría desatar los nervios. Del mismo modo, la cercanía forzada aumenta la intimidad en muchas familias, mientras que conduce a la violencia doméstica en otras.

Lo mismo es aplicable al trabajo. Trabajar desde casa, con niños realizando sus clases en el hogar de manera simultánea a otras actividades, a menudo favorecía la logística. Por otro lado, no tener que desplazarse al trabajo y no distraerse con los compañeros de trabajo podría mejorar la productividad.

El aumento del tiempo libre puede ser agradable, pero estar desempleado y despojarse de actividades sociales puede ser estresante. Las reuniones en Zoom eran una compensación, pero podían volverse improductivas y frustrantes debido a dificultades tecnológicas.

En la mayoría de la sociedad, el «Estamos solos juntos» expresó solidaridad, sin refuerzo del distanciamiento social y los confinamientos. Sin embargo, inevitablemente surgieron sospechas sobre nuevos portadores del virus.

Surgió una tendencia a delinear el «nosotros-ellos», que se extiende de individuos y barrios a naciones.

Las autoridades que se preocupaban eran sinceras y se comunicaban claramente han sido escuchadas y obedecidas, como hemos visto. Los líderes que se centraban en sí mismos negaban la verdad, eran incompetentes y ofrecían falsas esperanzas, aun cuando aumentaban las tasas de mortalidad, evocaban ira y un sentimiento de traición entre sus ciudadanos.

Las personas que desconfían de las autoridades debido a experiencias pasadas podrían interpretar los confinamientos como encarcelamientos, cierres y castigos injustos. Podrían rebelarse, protestar e incluso ser violentos.

Niños

Aunque los adultos se exponen y sacrifican sus propias necesidades por sus hijos, a menudo son insensibles a la propia angustia de los niños. La atención a los sentimientos de los niños podría aumentar el estrés de los padres ya sobrecargados.

Los niños respondieron de manera similar a los adultos, excepto por el hecho de que sus respuestas fueron moldeadas por su edad, imaginación, dependencia de los adultos y madurez de comprensión. Los niños temían especialmente la pérdida de sus padres, familiares y amigos. También estaban especialmente preocupados por el hecho de que sus acciones pudieran dañar a sus padres o causar su pérdida.

Durante los confinamientos, los niños perdieron sus escuelas, el aprendizaje, los amigos, los maestros y las rutinas. Paradójicamente, algunos niños que antes no se mezclaban bien con otros prosperan a través del aprendizaje a distancia.

Al ser menos capaces de expresarse verbalmente, los niños pueden expresarse a través del comportamiento. Es posible que duerman mal, tengan pesadillas, retrocedan en sus avances y se vuelvan inseguros, mojen la cama de nuevo, se ausenten, o puedan volverse rebeldes.

Grupos vulnerables

Los ancianos son más vulnerables al virus, especialmente si tienen discapacidades subyacentes, enfermedades, demencia, y si se encuentran en residencias de ancianos donde el virus puede propagarse fácilmente. Todas estas circunstancias se suman a la vulnerabilidad de su salud mental.

Los enfermos, ya sea por el coronavirus u otras enfermedades son susceptibles a problemas de salud mental. Estos aumentan debido a la separación forzada de las familias durante los confinamientos.

Los aferrados. A la pena normal se añade el dolor de no haber podido acompañar a los moribundos, y de que los servicios funerarios se redujeran drásticamente.

Los socialmente aislados sufren una mayor soledad y vulnerabilidad. Los que están atrapados en países extranjeros, los migrantes que no pueden entender el idioma local y los que no pueden utilizar los medios electrónicos sufren un aislamiento adicional y también falta de apoyo.

Los socialmente desfavorecidos. En los EE. UU., por ejemplo, los negros y los hispanos sufren tasas de infección 2-3 veces más altas que los blancos.

El ya estresado y traumatizado. La pandemia puede sumarse a tensiones anteriores, como la pobreza y las enfermedades. Los pobres viven en situaciones más concurridas y les resulta más difícil aislarse y no trabajar. Pueden ignorar los síntomas del coronavirus porque no pueden obtener comida si no funcionan. Además, las tensiones actuales pueden añadir y desencadenar traumas antiguos.

Los AYUDANTES dan todo de sí mimos. Angustian a sus clientes y pacientes y son propensos a sentirse culpables por no haber hecho lo suficiente por ellos. Son perseguidos por la muerte de sus pacientes, y se agobian por la posibilidad, que para algunos realmente ha existido, de tener que elegir quién sería tratado y a quién dejarían morir. El exceso de trabajo, la falta de sueño, la falta de recursos y los golpes emocionales los llevan al agotamiento y «estallan».

Los ayudantes se preocupan por transmitir el virus a otros pacientes y a sus familias. Solo secundariamente se preocupan por contagiarse ellos mismos. Muchos ayudantes de hecho se han infectado, y bastantes, como en Italia, han muerto. El desgaste del personal por enfermedad y cuarentena aumenta el estrés en el resto.

Cascadas de estrés

Las tensiones anteriores y las respuestas ante el estrés pueden acumularse en diversas combinaciones con tensiones nuevas y producir cascadas de estrés y trauma. Por ejemplo, en algunas partes de los Estados Unidos, el virus fue la última gota que colmó el vaso del desempleo, la mala vivienda, las tensiones raciales, la brutalidad policial y la pobreza. Al final, la situación estalló en disturbios y violencia.

En Estados Unidos también, el virus se vio envuelto en la división política local y en la tensión internacional.

Hacer que el suceso sea más fácil de soportar

Defensas mentales. Inicialmente la gravedad de la pandemia fue negada y se le restó importancia antes de ser finalmente aceptada. Sin embargo, algunos siguieron negando los hechos, y otros idearon teorías conspirativas sobre poderes malignos, anulando sus derechos. La negación más allá de lo que se necesita para absorber el impacto condujo al peligro para sí mismo y para los demás.

La realidad y los hechos, aunque dolorosos inicialmente, proporcionan el mejor valor a largo plazo. Evitan mitos y fantasías que en realidad pueden aumentar la angustia y el peligro. Por lo tanto, es importante atenerse a una gama limitada de información fidedigna.

Expresión de sentimientos. Permitir que los sentimientos emerjan y expresarlos proporciona alivio y control, no pérdida de control, como a menudo se teme.

El apoyo puede proporcionar un gran alivio y comodidad. El apoyo mutuo puede fomentar la camaradería y la amistad.

Actividades útiles como trabajar en línea, ayudar a otros, configurar juegos para niños proporcionan una sensación de control y normalidad.

Las rutinas proporcionan un sentido de constancia y realidad.

El humor, la música, el cine proporcionan perspectiva

y alivio.

La privacidad es importante incluso en aislamiento. Permite la digestión de los sentimientos y la contextualización de uno mismo en el mundo.

Esperanza. Recordar los momentos previos a la pandemia y las perspectivas de futuro posteriores a la pandemia pone la pandemia en su contexto. Se pondrá fin a la pandemia. Las heridas sanarán. Incluso podemos salir de este desastre fortalecidos.

Rayos de luz

Se dice que no hay mal que por bien no venga, y la pandemia ha dejado evidentes algunos ejemplos de esto.

Los ayudantes obtuvieron una profunda satisfacción al salvar y mantener vidas y comodidades esenciales de los demás. No se sintieron héroes, pero entendían que estaban a la vanguardia de los acontecimientos históricos.

En la población, especialmente inicialmente, surgió una cooperación sin precedentes entre grupos sociales previamente separados. «Estamos solos, pero en esto juntos», referido esta vez a la paradoja del aislamiento social compartido entre las poblaciones.

Muchos se amoldaron a las nuevas realidades. La gente se convirtió en expertos tecnológicos. La gente usaba internet para trabajar, seguir las clases, hacer reuniones individuales, familiares y grupales, también para jugar. Internet proporciona conexiones y entretenimiento a todo el mundo.

El trabajo y el estudio en casa ahorraron tiempo de viaje y proporcionan tiempo extra para pasatiempos, relaciones íntimas y reflexiones.

Despojada de lo no esencial, la gente tuvo la oportunidad de aprender sobre sí misma, y sobre quiénes y qué cosas eran importantes en sus vidas.

Las telarañas del antiguo pensamiento se pueden

limpiar para ser reemplazadas por la sabiduría, el pragmatismo, la creatividad y la cooperación. Las perspectivas realistas pueden reforzarse y traducirse en acciones, como el cambio climático y las desigualdades económicas.

Algunas recomendaciones

Sigue las directrices del Gobierno y del Departamento de Salud.

Intenta ser realista en términos del mundo y de ti mismo.

Expresa tus necesidades y sentimientos, y alienta a los que te rodean, especialmente a los niños, a hacer lo mismo. Ayuda a los niños pequeños a expresarse con dibujos y juegos.

Establece rutinas de trabajo, ejercicio, estudio y pasatiempos.

Tómate tiempo para dormir, descansar, pensar, disfrutar y ser íntimo.

Cuida más de tu casa y trabajo. Conduce con más cuidado. Cumple con tu medicación. Ten cuidado con la ingesta de alimentos, alcohol y drogas.

Busca ayuda profesional cuando no estés bien o estés abrumado.

Recuerda que eres la misma persona que antes de la pandemia.

Recuerda que hay una luz al final del túnel.

La Salud Mental en Tiempos de Pandemia

CAPÍTULO 3: ORIENTACIÓN Y COMPRESIÓN DE LAS CONSECUENCIAS DE LA PANDEMIA PARA LA SALUD MENTAL

En el último capítulo señalamos las respuestas comunes en casos de desastre y sus manifestaciones particulares en la pandemia. Lo que falta son historias pandémicas reales y un marco para comprender sus complejidades.

Introducción; Complejidad de la pandemia

Tenemos que entender primero que hay complejidades. No es simplemente miedo a la muerte, a nosotros mismos y a nuestros seres queridos, y eso es todo. Para explicar lo que quiero decir, tomemos un simple ejemplo de que el mundo está siendo arrojado al aire. Usemos una simple analogía de un accidente automovilístico.

Incluso aquí surgen muchas preguntas. ¿Cómo eran las condiciones de conducción? ¿Qué pasa con el coche: frenos, dirección, y así sucesivamente? Surgen entonces innumerables preguntas sobre el conductor. Edad, género, experiencia, estado de sobriedad, consumo de drogas, personalidad, así como agresividad general, accidentes previos; tensiones que podrían haber influido en las evaluaciones de la situación- distracciones, por ejemplo, debido a un dolor reciente; y luego motivaciones, quizás incluso intenciones suicidas. Y podemos comparar este incidente con estadísticas generales: frecuencia de accidentes entre los jóvenes, los ancianos, hombres y mujeres, los ebrios y drogados, en ciudades y campos, en diferentes países, etc.

Luego vienen las muchas preguntas con respecto a las consecuencias. ¿Cómo se vio afectado el conductor, cuándo y cómo? ¿Sufrió el conductor temores recurrentes, pesadillas, impotencia, dolor, ira, culpa? ¿Qué tensiones secundarias ocurrieron en el hospital, con compañías de seguros, sin transporte? ¿Y qué significaba esto en la vida de la persona y para los de alrededor?

Parece que las preguntas son interminables. Sin embargo, todas son importantes y prescindir de cualquiera de ellas deja cuestiones importantes sin resolver.

En el capítulo anterior ya era evidente cierta organización de estas cuestiones. Las experiencias se clasificaron según respuestas biológicas, psicológicas y sociales, en niños y adultos, y en individuos y comunidades.

En comparación con un accidente automovilístico, el «accidente» pandémico es tan extendido y complejo que uno puede pensar que es imposible contener sus infinitos fragmentos en un conjunto coherente de conocimientos.

En el mundo físico tenemos innumerables

experiencias, como la gravedad y la energía, que pueden ser nombradas y capturadas en fórmulas matemáticas. Tal vez las experiencias de supervivencia puedan estar atadas de manera similar a una fórmula.

En este momento estamos en la experiencia de la pandemia, análoga a experimentar la gravedad o la energía. Trataré de describir las experiencias de la pandemia y, al mismo tiempo, vincularlas a un todo científico. Llamo a todo esto la perspectiva del todo/ holista (wholist). Como adelanto, la perspectiva holista consiste en ocho unidades de supervivencia en tres dimensiones.

La perspectiva holista es aplicable a todas las crisis y catástrofes humanas. Se ha aplicado en crisis individuales, desastres comunitarios, y es aplicable a futuras crisis inminentes.

Permitidme dar una descripción en miniatura de la pandemia vista desde mediados hasta principios de 2021. Mi ubicación es Melbourne, Australia, que está en su tercera etapa de confinamiento. La primera y la segunda ola de la pandemia se están experimentando actualmente en diferentes partes del mundo.

Evaluaciones tempranas y respuestas ante la pandemia

Líderes.

La negación de desastres que se aproximan es común, ya que el reconocimiento conlleva altos costes. Las advertencias de los médicos chinos sobre la amenaza de un nuevo virus letal fueron oficialmente negadas y suprimidas durante un máximo de dos meses. Finalmente, se impusieron fuertes medidas de aislamiento y el virus fue suprimido.

En los Estados Unidos, la pandemia no se adaptó al presidente Trump. Como se mencionó, trató la pandemia de gripe común, un partido demócrata golpeado, noticias falsas y un engaño. Más tarde culpó a China, a la OMS y a la izquierda «radical» de la propagación del virus.

Estados Unidos se dividió en líneas políticas. La mitad de la población siguió la postura antifáctica y anticientífica de Trump y prescindió de las precauciones apropiadas. El resultado fue que una cuarta parte de las muertes por la pandemia a nivel mundial consistían en estadounidenses, y el número sigue aumentando. Veremos qué cambios traerá un nuevo presidente y la introducción de vacunas.

La negación machista del presidente brasileño Bolsonaro, la actitud errática del británico Boris Johnson, y la decisión calculada de Suecia de dejar que el virus se desgarre hasta lograrse la inmunidad de rebaño, todos condujeron a altas tasas de contagio en sus países y, por cierto, en los casos de Bolsonaro y Johnson, a sus propios contagios.

Corea del Sur, Singapur, Nueva Zelanda y Australia tenían tasas de contagio relativamente bajas debido a su aislamiento geográfico, gobiernos unidos, respeto por la ciencia y medidas tempranas de distanciamiento social. Sin embargo, las segundas olas, como vimos, seguían siendo una amenaza.

En resumen, los dirigentes que no se enfrentaban a las realidades de la pandemia arriesgaron la vida de sus ciudadanos. Se creyó a los líderes que proporcionaron mensajes inequívocos, fácticos, creíbles y decididos, y se escucharon sus advertencias, en beneficio de sus poblaciones.

Poblaciones.

Las poblaciones están influenciadas por las actitudes de sus dirigentes, por sus propias propensiones y por la naturaleza de la pandemia.

La invisibilidad del virus y la distancia inicial de él favorecieron la negación, y la sensación de una nube distante que puede pasarse por alto. A medida que la pandemia se hizo más real, la gente negoció: «Tal vez es solo una gripe más severa». «Tal vez solo los ancianos y los enfermos morirán». Algunos culparon al mensajero o se rebelaron contra el mensaje: «Tal vez se equivocan». «Tal vez el gobierno está usando la pandemia para quitarnos nuestras libertades.»

A medida que las tasas de mortalidad subieron, la realidad comenzó a penetrar. Las poblaciones aceptaron los hechos y cumplieron con las restricciones.

Sin embargo, la negación y la rebelión persistieron en diversos grados. Podrían llevar a una sensación de euforia, victoria tipo macho. Por ejemplo, un hombre en Texas asistió a una «fiesta del COVID» para demostrar que el virus no era real. Antes de morir, dijo: «Pensé que esto era un engaño, pero no lo es».

Algunos asistieron a actos religiosos con la creencia de que Dios los protegería. Las congregaciones se convirtieron en «puntos calientes» de infección.

En Estados Unidos y Alemania, los grupos protestaron en las calles contra las restricciones de sus derechos democráticos a congregarse, a moverse libremente y a respirar libremente sin mascarilla. Las protestas eran una reminiscencia de protestas similares anteriores contra la fluoración de los suministros de agua.

La gente inyectó problemas individuales, agendas y teorías de conspiración en las protestas. Un hombre con tendencias sádicas se negó a usar la mascarilla. Disfrutaba de la incomodidad de los que le rodeaban.

Como la mayoría de las poblaciones aceptaban la necesidad de las restricciones y obedecieron órdenes de higiene, alerta, aislamiento y distanciamiento social, sintieron que se estaban avanzando hacia un mundo diferente, que otra parte de sus mentes encontró difícil de absorber.

Como Alicia en el País de las Maravillas, el mundo y uno mismo eran irreales, al revés. Por ejemplo, se dijo a la gente que para luchar contra el enemigo no debían hacer nada. No deberían trabajar, y el gobierno les pagaría por eso. Los gobiernos para los que la deuda era anatema incurrieron en muchos miles de millones de deudas en economías estancadas. La vida cotidiana se tambaleó mortalmente. Prohibido salir, quedar con amigos y parientes, incluso tocar y abrazarse.

La gente absorbió la situación en fragmentos. Una forma era a través del humor, la ironía y el sarcasmo. Abundaron chistes y dibujos animados, como el de una mujer de pie frente a su armario, lamentando el hecho de que ahora tenía que incorporar su mascarilla intentando conjuntar su vestido. Refiriéndose a la batalla por el papel higiénico, una chica le pregunta a su padre sentado en un trono de rollos de papel higiénico: «Papá, ¿qué hiciste en la guerra?» Un niño pequeño inventó una canción de rap, «Boo, Coronavirus».

El miedo y otras emociones rompieron las barreras, como se señala en el Prefacio. Una mujer escribió en Twitter: «Me siento muy nerviosa esta mañana... al oír sobre nuevos cierres. Es una sensación de terror en realidad, de luchas anímicas candentes y penosas. «No hay ningún tigre a punto de atacarme, pero seguro que se parecería a esto».

Un médico que se alistó pronto en un pabellón de coronavirus sintió como si se acercara un tsunami. «¿Saldría por el otro lado después de ser sumergido o me dejarían?» Los médicos estaban preocupados por la falta de camas, equipamiento general y equipamiento de protección personal. ¿Se infectarían? ¿Infectarían a otros?

En el epicentro; Un paciente y un sanador

Hasta ahora la mayoría de los miembros de las poblaciones no han sido infectados por el virus. Pero muchos lo han sido, y muchos trabajadores de la salud también lo han sido.

Vamos al epicentro del problema: un paciente y un sanador.

Tony, académico de 75 años, Melbourne

Tony asistió a una conferencia en la que un colega del extranjero le mostró emocionado su nuevo libro de texto. Tony lo dejó pasar unos minutos.

Esa noche el amigo llamó para decir que estaba mal y tenía fiebre. Dio positivo en COVID. Tony, aún no afectado al día siguiente, dio dos vueltas alrededor del lago local. Sin embargo, por la noche se sentía «griposo», se había chequeado a sí mismo y se había aislado. «Espero no morir», pensó. «Qué estúpida forma de morir».

El amigo se recuperó después de cinco días, y Tony también sentía que tenía una gripe leve. Pero luego le dio una fatiga extrema. Durmió, sin sueños, 22 horas al día durante dos semanas. Solo podía comer sopa y perdió 6 kilos de peso.

Aparte de reorganizar su testamento, no tenía interés por nada, aunque pensaba: «Qué pereza dejárselo ahora todo a los niños».

El cerebro de Tony se sentía «confuso». Una noche, yendo al baño, se desorientó, cayó y perdió el conocimiento durante unos segundos. Cayó de nuevo poco después, sin perder el conocimiento.

Después de dos semanas, Tony comenzó a recuperarse y ganar fuerza. Durante algunas semanas continuó teniendo síntomas urinarios e intestinales, pero también se resolvieron. Regresó a la misma condición física que tenía antes de su infección.

El colega sigue teniendo brotes de agotamiento.

La esposa de Tony se sintió «agotada» durante un par de días al comienzo de la enfermedad de Tony, pero no sufrió más síntomas.

Su experiencia puso a Tony cara a cara con su mortalidad. Comenzó a apreciar a su familia más que antes. Se sintió conmovido por la atención de su esposa y de sus vecinos. «Me volví más amable, más tolerante, menos arrogante. Mucho de lo que había considerado importante, ahora lo veo como secundario».

«El amor, las conexiones, la verdad y la decencia son más importantes».

Una vista desde el frente; Cremona, marzo de 2020

En marzo de 2020 Italia fue uno de los países más afectados por el coronavirus. En el pico de la pandemia casi

1.000 personas murieron cada día. Cremona se encontraba en el epicentro de la pandemia, y su unidad de cuidados intensivos hospitalarios fue el núcleo del epicentro.

Inicialmente, los médicos no estaban preocupados por los informes del virus. Lo percibieron tan lejos. Luego amenazó a un pueblo cercano. Luego vino la avalancha. PBS Frontline; Inside Italy's COVID WAR grabó los eventos.

Los médicos trabajaban turnos de 12 horas. Los pacientes esperaban horas y horas. Laura, una médica, dijo de los pacientes: «Admiro su capacidad. No conocen su destino. [Y nosotros] no tenemos respuestas». Laura estaba al borde del llanto.

Una paciente de 30 años se había resistido al temor de su marido de que fuera al hospital. Creo que tengo neumonía temprana... Espero, pero tengo miedo... Es una pesadilla... El más pequeño, de 3 años, no puede prescindir de mí... Estoy preocupada, triste. Ella llama a su marido y grita: «No puedo manejar esto. Estoy asustada». Resulta ser positivo en el virus y es ingresada.

El médico es inexpresivo. «Es una batalla injusta. Tenemos pocas armas. El virus los tiene a todos. Luchamos de todas las maneras. Lo peor es tener que elegir a quién intubar; quién debe tener oxígeno».

En casa, Laura libera su carga ante su marido, que la

ha apoyado para ir al hospital: «Estamos cayendo como moscas». La mitad de los médicos están infectados. Laura no ha abrazado a su marido durante un mes por miedo a infectarlo. Él tiene los pulmones comprometidos.

Mattia, de 18 años, aparece en escena. Su madre está devastada porque no puede estar cerca. La madre pide a las enfermeras agarrar su mano. Mattia susurra: «Tengo miedo de morir». Laura quiere lanzarse sobre él, para protegerlo. «Mi corazón, pero... ¡Maldita sea!» Tiene miedo de infectarse, y lo que es peor, puede infectar a sus pacientes y a su familia.

El virus está circulando, acercándose. Laura está cansada, agotada, asustada. Ella se infecta y entra en aislamiento en casa. «Es raro. He pasado al otro bando».

Su hijo de 13 años trata de ser valiente. «Mamá lo logrará. Es como el Capitán América... lo hace todo por otros». La hija de 11 años de Laura dice: «Acabo de pensar en ella como doctora. Ahora tengo miedo de que lo traiga a casa... Tengo miedo por mi padre... Estoy orgulloso de ella». Intenta contener las lágrimas, pero no puede. «Tengo miedo por mis padres... Mi hermano y yo estamos solos... No sé cocinar, ni cómo dividir las tareas... No sabemos cómo hacer nada». Ella estalla en lágrimas.

El hijo deja comida fuera de la habitación de Laura. «Gracias por su compañía», dice sarcásticamente. La falta de contacto físico la está volviendo loca. «¿Echa de menos que te regañe?» Se ríen.

Ella está fatigada, se siente inútil, llora. Grita a un colega que la visita desde la calle: «Tengo ganas de saltar por la ventana». «No, es demasiado bajo para matarse. Y piensa en los desperfectos de la acera». Se ríen.

Laura se recupera. De vuelta en el pabellón, Mattia también. Él eleva la moral de todos. «Tú eres nuestra victoria». Era como un renacimiento entre tanta muerte.

Después de tres meses de evitar tocar, el personal se abraza entre sí. Están unidos en su deseo de tomar las riendas y disfrutar de la vida. Se sienten tristes por los que no pudieron superarlo.

Llega una segunda ola de la pandemia.

Vamos ahora a sonsacar las oleadas de experiencias de Laura y de otros.

Olas de la pandemia

Las olas de la pandemia variaron mucho. La mayoría de la población se adaptó a trabajar y estudiar desde el hogar y disfrutaban de estar con la familia. Pero estaban tensos tratando de hacer malabares con múltiples empleos, supervisar a los niños y mantenerse al día con los requisitos del hogar.

Internet fue clave para ayudar a superar el aislamiento, las desconexiones del trabajo, la escuela y la sociedad. Muchos organizaron reuniones familiares regulares en internet, grupos de libros, ejercicios y pasatiempos, y «quedadas para jugar» entre los niños. Pero la falta de cercanía y la artificialidad de los medios de comunicación hizo que las reuniones fueran menos auténticas y útiles. Muchos carecían de hardware de medios o de conocimiento de los medios, y se les privó incluso de esta herramienta.

A medida que el número de muertos y los detalles de la pandemia dominaban los medios de comunicación, y la propia vida cambiaba drásticamente, la negación era imposible. Sin embargo, la gente necesitaba alivio mental. El medio más común era la desconexión. Esto podría implicar retraimiento externo o desapego mental y entumecimiento emocional.

Estas desconexiones en sí mismas conllevaban costes.

Las personas se sentían distantes y vacías, sus mentes estaban confusas, mareadas y el mundo o uno mismo parecía irreal.

Estas desconexiones en sí mismas conllevaban costos. La gente se sentía desapegada y vacía, sus mentes estaban confusas, mareadas, y el mundo o uno mismo parecía irreal. Lo que estaba desconectado a veces se sentía físicamente o se expresaba de forma conductual.

Los síntomas físicos comunes fueron mareos, palpitaciones, sacudidas, asfixia en la garganta y el pecho, náuseas, frecuencia, diarrea y dolores de cabeza, cuello, pecho y espalda. Es probable que los niños expresen su angustia mediante síntomas físicos y el comportamiento.

Los cambios habituales de comportamiento incluyeron abstinencia, irritabilidad, estallidos de ira y llanto, comer en exceso, beber más alcohol e inmersión en los medios de comunicación, incluyendo juegos de azar y sexo.

A medida que continuaba la pandemia, los horizontes mentales, la concentración y la memoria se constreñían. «¿Para qué he venido aquí?». El tiempo pasó y voló. En otras ocasiones la realidad estalló y los sentimientos emergieron, a veces en calidad de pesadilla nocturna.

Un síntoma común y desconcertante, considerando que las personas eran menos activas, fue la fatiga. En parte, esto se debió a tener que reevaluar cada acción que antes era automática y no suponía esfuerzo. Además, se necesitó energía para mantener las desconexiones y suprimir las tensiones y las emociones, y a medida que la pandemia se prolonga, la frustración y la desesperación menoscaban el entusiasmo y la energía.

Crear un colchón frente a apreciaciones amenazadoras conlleva beneficios a corto plazo, pero también costos innecesarios.

Una anciana estaba abrumada por una pesadez de plomo que oprimía su pecho y por la fatiga que la acompañaba. Llorar por lo que la pandemia había forjado en su vida alivió tanto la pesadez como la fatiga, pero la dejó en pleno conocimiento de sus pérdidas.

Así que la fatiga podría ser parte de una sensación fisiológica desatada, que podría derivar en depresión.

Las acometidas de la pandemia podrían convertirse en oleadas entre los vulnerables.

Los vulnerables.

El estrés es mayor para las personas de edad avanzada, los migrantes, los que viven en zonas hacinadas y los que tienen que trabajar y no pueden mantener el distanciamiento social. Se produjeron brotes mortales en viviendas sociales, mataderos, residencias de jubilados y ancianos y en hospitales.

Los niños y adolescentes, aunque relativamente protegidos del virus, se aburren y pierden la escuela y sus amigos. Algunos se retrajeron, obsesionados por las preocupaciones, y estaban de mal humor, necesitados, enfadados y llorosos. Sus mundos también estaban del revés, y sus padres, sus colchones protectores, se volvieron más impredecibles.

Los ya estresados y tensos eran vulnerables a los problemas de salud mental, especialmente si las circunstancias actuales se alimentaban en sus vulnerabilidades.

Los siguientes son extractos disfrazados de una plataforma compartida de internet de un servicio de asesoramiento.

Ha surgido una ansiedad que creo que siempre estuvo allí... He practicado la relajación y el ejercicio, que me ayudan a continuar entero... Estoy abrumado, obsesionado... Mi padre trabaja en un almacén. ¿Y si trae el virus a casa, especialmente a mi hermano inmunosuprimido?... Me he alejado de todo. A veces la ignorancia es una bendición... Mi compañero puede estallar de rabia contra mí sin razón... No sé qué hacer con todos mis sentimientos... Mantenerme ocupado me ayuda... Fui despedido. Estoy extremadamente triste... Además de mis problemas tengo que soportar los tornados emocionales de mi marido... Siento rabia contra aquellos que no cumplen las reglas... Las familias se están rompiendo en pedazos... Me siento tan impotente... No puedo encontrar ningún tipo de felicidad... Me siento atrapada y controlada...

La mayoría de estas personas no estaban enfermas a nivel psiquiátrico, pero sufrieron una gran variedad de síntomas de salud mental angustiosos. Tienen sentido emocional, pero en este momento son difíciles de clasificar, al igual que la vorágine anterior de respuestas con las que empecé este libro (p.   ).

A veces algunos aspectos de la pandemia provocaron traumas específicos del pasado. Por ejemplo, algunos sobrevivientes del Holocausto entraron en estados de ansiedad y pánico, que asociaron con sus pasados. Por ejemplo, los confinamientos con la policía patrullando las calles desencadenaron experiencias de ocultación, teniendo a los nazis afuera de sus hogares.

Algunas veces las enfermedades psiquiátricas evidentes fueron desencadenadas por aspectos de la pandemia. Casos como este explicaron el ligero y evidente aumento de enfermedades psiquiátricas en la pandemia.

Andrew, 47 años, especialista en oceanografía

Andrew había sido duramente abusado de niño. Aunque actualmente es un respetado experto mundial en su profesión, sufrió severas ansiedades sociales, problemas de relación y episodios psicóticos paranoicos ocasionales.

Debido a las altas tasas de contagio y muerte a su alrededor, dejó América por su hogar en Melbourne. Sin embargo, después de su cuarentena obligatoria, una segunda ola del virus estalló en su ciudad, y tuvo que entrar en cuarentena.

Andrew se sintió perseguido y entró en un estado de pánico y paranoia.

El personal hospitalario era vulnerable al contagio y al estrés y a la tensión de cuidar a los pacientes, muchos de ellos fallecidos. Muchos miembros del personal sucumbieron al virus, así como al agotamiento y al coste de la compasión.

Comunidades. Para algunas comunidades ya tensas la

pandemia fue la gota que colmó el vaso. Por ejemplo, en South Side, Chicago, la desigualdad racial, el abandono del gobierno, la brutalidad policial, la guerra de pandillas y la reciente muerte televisada de George Floyd mientras estaba bajo la bota de un policía blanco; la COVID trajo protestas y violencia a un nuevo nivel. Un residente reportó más y más disparos cada noche.

Paradójicamente, algunas personas mejoraron en la pandemia. Por ejemplo, algunos enfermos de agorafobia que no se habían aventurado fuera de sus hogares sin padecer ansiedad severa, se sentían más cómodos ya que el resto de la población tenía que permanecer en el interior.

¿Cómo entendemos la multitud de imágenes de la pandemia?

Hay tantas historias. Todo el mundo tiene una historia. Aquellos que murieron por el virus, sus familiares, sus médicos y cuidadores; los que están en cuarentena, los que están confinados, los que esperan el desastre y los que se recuperaron de él; padres e hijos; ancianos y jóvenes; familias, grupos y naciones; cada uno tiene una historia y cada historia progresa desde su principio hacia su nudo y su desenlace.

Cada mente y combinación de mentes se tambalea y lucha de manera diferente, cada corazón late y se aflige a su propio ritmo y sentimiento.

Y, sin embargo, todos estamos limitados dentro de nuestras pieles y mentes. Podemos tocar muchas sinfonías, pero estamos limitados por nuestros instrumentos y notas disponibles.

Hasta ahora las experiencias e historias nos envuelven, nos capturan. Pero tarde o temprano tenemos que pensar en ellas y darles sentido para trasladar historias a lugares mejores.

Imagínese a un niño transmitiendo que no está bien. Tratamos de encontrar palabras para mejorar el «malestar». Hay dolor de barriga, dolor de cabeza, sensación de vómitos. Intentamos tratarlos, inicialmente sin darnos cuenta de que hay varias razones detrás de cada síntoma. Con el tiempo tenemos libros médicos y diversas especialidades que mejoran el malestar y las enfermedades.

Desafortunadamente, los libros médicos y psiquiátricos ayudan muy poco a la hora de diagnosticar la escala de angustia mental que hemos encontrado hasta ahora.

En la pandemia estamos en la etapa de dolor de barriga, dolor de cabeza y náuseas. Sus equivalentes de salud mental, repetidos continuamente, son el suicidio, la ansiedad y la depresión.

Necesitamos un marco para la variedad de síntomas que hemos encontrado hasta ahora.

El marco holista (wholist)

Insinué que podría haber una especie de fórmula, una perspectiva científica que pudiera vincularse y dar sentido a la gama de respuestas ante la pandemia que hemos encontrado hasta ahora. Yo predije que una octava de impulsos de supervivencia en tres dimensiones podría presentar tal perspectiva (un marco wholist).

Veamos primero los impulsos de supervivencia.

Instintos de supervivencia; Estrategias de supervivencia

Los instintos de supervivencia (a menudo llamados impulsos de supervivencia o estrategias de supervivencia) son la carne y la sangre que cubren y circulan a través de tres dimensiones.

Cada estrategia de supervivencia tiene características biológicas, psicológicas y sociales, y todas tienen matices diferentes en distintos puntos de cada dimensión. Esto da la impresión de una infinidad de respuestas. Sin embargo, todas estas respuestas pueden remontarse a una u otra estrategia de supervivencia evocada en situaciones amenazantes específicas. Por lo tanto, podemos potencialmente dar sentido a cada síntoma.

Alternativamente, podemos pensar en las estrategias de supervivencia como una octava, cuyas notas, con sus armónicos y sobretonos, pueden constituir sinfonías complejas; pero cada parte de la sinfonía se remonta a la octava original. La octava de las estrategias de supervivencia se describe en la Tabla 1.

TABLE 1: SURVIVAL DRIVES/STRATEGIES

APPRAISAL OF MEANS OF SURVIVAL	SURVIVAL DRIVES	ADAPTIVE/SUCCESSFUL RESPONSES			MALADAPTIVE/ UNSUCCESSFUL RESPONSES			TRAUMA RESPONSES
		BIOLOGICAL	PSYCHOLOGICAL	SOCIAL	BIOLOGICAL	PSYCHOLOGICAL	SOCIAL	
MUST SAVE OTHERS	RESCUING PROTECT PROVIDE	↑ESTROGEN ↑OXYTOCIN ↑OPIOIDS	CARE EMPATHY DEVOTION	RESPONSIBILITY NURTURE PRESERVATION	SYMPATHETIC & PARASYMP AROUSAL	BURDEN DEPLETION SELF-CONCERN	RESENTMENT NEGLECT REJECTION	ANGUISH COMPASS FATIGUE CAUSED DEATH
MUST BE SAVED BY OTHERS	ATTACHING PROTECTED PROVIDED	?↑OPIOIDS	HELD, CARED FOR NURTURED LOOKED AFTER	CLOSE SECURE CONTENTMENT UNION	↓OPIOIDS	YEARNING NEED CRAVE ABANDONMENT	CRY INSECURE DEPRIVED SEPARATION	HELPLESSNESS CAST OUT LEFT TO DIE
MUST ACHIEVE GOAL	ASSERTING COMBAT WORK	↑E, NE ↓CORTISOL ↑IMMUNOCOMP	STRENGTH CONTROL POTENCY	WILL HIGH MORALE SUCCESS	↑↑E, NE → DEPLETION E, NE ↑BP, ?CHD	FRUSTRATION LOSS OF CONTROL IMPOTENCE	WILLFULNESS LOW MORALE FAILURE	EXHAUSTION "BURN-OUT" POWERLESSNESS
MUST SURRENDER GOAL	ADAPTING ACCEPT GRIEVE	PARASYMP AROUSAL ↑CORTISOL	ACCEPTANCE SADNESS GRIEF HOPE	YIELDING MOURNING TURN TO NEW	↑CORTISOL ↓IMMUNOCOMP ↑INFECTION, ?↑ CA	OVERWHELMED DEPRESSION DESPAIR	COLLAPSED WITHDRAWAL GIVING UP	DAMAGE GIVEN IN SUCCUMBING
MUST REMOVE DANGER	FIGHTING DEFEND RID	SYMP AROUSAL ↑N, NE ↑BP	THREAT REVENGE FRIGHTEN	DETERRENCE WOUNDING RIDDANCE	↑↑SYMP AROUSAL ↓CORTISOL	HATRED PERSECUTION KILLING	ATTACK ERADICATION DESTRUCTION	HORROR EVIL MURDER
MUST REMOVE ONESELF FROM DANGER	FLEEING RETREAT SAVE ONESELF	SYMPATHETIC & PARASYMP AROUSAL	FEAR TERROR DELIVERANCE	HIDING FLIGHT ESCAPE	NE DEPLETION ↑E & CORTISOL	PHOBIA PARANOIA ENGULFMENT	AVOIDANCE PANIC ANNIHILATION	"INESCAPABLE SHOCK" BEING HUNTED, KILLED
MUST OBTAIN SCARCE ESSENTIALS	COMPETING POWER ACQUISITION	↑TESTOSTERONE SYMP AROUSAL	WINNING STATUS DOMINANCE	CONTEST HIERARCHY POSSESSION	↓TESTOSTERONE ↓FEMALE HORMS ↑CORTISOL	DEFEAT GREED, ENVY EXPLOITATION	OPRESSION STRUGGLE PLUNDERED	TERRORIZATION MARGINALIZATION ELIMINATION
MUST CREATE MORE ESSENTIALS	COOPERATING TRUST MUTUAL GAIN	↑OPIATES ↓BP, E, NE	MUTUALITY GENEROSITY LOVE	INTEGRATION RECIPROCITY CREATIVITY	↓OPIATES ?↑PARASYMP AROUSAL	BETRAYAL SELFISHNESS ABUSE	DISCONNECTION CHEATING DISINTEGRATION	ALIENATION FRAGMENTATION DECAY

La mitad izquierda de la tabla muestra las funciones satisfactorias de las estrategias de supervivencia. El lado derecho de la tabla indica las tensiones y los traumas de las estrategias de supervivencia bajo presión y sobrepresión. Los aspectos biológicos, psicológicos y sociales de estos impulsos de supervivencia, ya que irradian en tres dimensiones, constituyen una amalgama de síntomas dentro de situaciones de estrés y trauma como la pandemia.

Para añadir (o dilucidar) la complejidad, las estrategias de supervivencia fluctúan según las circunstancias, actúan de manera concertada en varias combinaciones y vacilan entre funcionar y producir alivio, o no funcionar y causar síntomas.

Las estrategias de supervivencia pueden estallar en milisegundos desde lo instintivo, hemisferio derecho del cerebro que representa lo inconsciente. La gente dice: «Lo hice automáticamente». «Me sorprendió que hubiera hecho eso». «No sabía que podía hacerlo».

Debido a que mucha actividad de supervivencia proviene del hemisferio derecho inconsciente, los aspectos de la actividad de supervivencia no tienen sentido y se experimentan como síntomas misteriosos.

Veamos ahora estos síntomas, previamente encontrados de una manera azarosa, de acuerdo con los impulsos de supervivencia de los que se originaron. Al experimentar simultáneamente, así como observar, orientar, nombrar y entender los síntomas, logramos una perspectiva total.

Rescate; Salvar a otros

Puede ser una sorpresa que la primera respuesta sobresaliente en la pandemia, como en otros desastres, no fuera una lucha de lobos o la supervivencia de los más aptos, sino el más apto tratando de salvar a los débiles y vulnerables. Este fue un instinto fuerte, manifestado en los padres protegiendo a sus hijos, trabajadores de salud protegiendo a los pacientes, empleadores protegiendo a su personal y líderes nacionales protegiendo a sus ciudadanos (una vez que se supo que el coronavirus podría acabar con cientos de miles de ellos).

Salvar vidas se convirtió en primordial. Se hicieron sacrificios. Los cambios importantes ocurrieron casi de manera inmediata. Se alistaron partidos de la oposición para ayudar. Los hechos y la ciencia superaron mitos e ideologías anteriores. Por ejemplo, como se insinuó, en Australia, donde para un gobierno conservador un excedente presupuestario era una meta sagrada, en pocos días el gobierno se vertió hacia un estado de casi bienestar. Con el fin de alimentar y apoyar a los desocupados que se vieron obligados a quedar ociosos, el gobierno incurrió en una deuda que no se había visto desde la Segunda Guerra Mundial.

Los servicios de salud que se habían esforzado en las costuras eran fondos asignados casi de la noche a la mañana para el personal, camas, respiradores y equipos de protección personal.

En las vetas de carbón el instinto de rescate era intenso y sincero. Vimos a Laura que tuvo que resistir su impulso para arrojarse protectoramente sobre Mattia (p.   ). El instinto generalmente irradia en la carne y la sangre (o corazones y almas) de los cuidadores.

La enfermera Natasha dijo:

«Es un privilegio enorme formar parte del sistema de salud. Estoy agradecida de poder trabajar y ayudar a la gente. Me da un propósito».

El padre de Natasha, un médico devoto, había muerto recientemente. Se puso llorosa: «Mi padre no dejaba de ayudar». Renegar de su papel habría sido una traición para él, sus colegas, sus propios valores y su sagrada misión.

El estrés en el personal sanitario era enorme. Sufrieron angustia al morir sus pacientes. Se afligieron de culpa por decepcionarlos. Tener que elegir quién debe vivir y morir, como los médicos tenían que hacerlo en Italia, era insoportable. El personal sufrió fatiga por compasión, agravada por el agotamiento y el insomnio, y también por el entumecimiento de las emociones y la angustia subyacente.

El personal teme constantemente infectarse e infectar a los pacientes y a sus familias. En agosto, en Victoria, de hecho, un tercio de los casos de contagio eran trabajadores sanitarios. Esto generó más estrés en el personal restante.

Apego; Buscando rescate

El apego es la otra cara del rescate y el socorro. El impulso del rescatista de abrazar es correspondido por el impulso de aferrarse y no separarse de los rescatados. Abrazarse y aferrarse forman un dúo seguro, contento, ejemplificado entre madre y bebé o digamos, los rescatistas de incendios y los rescatados.

En lo que respecta a desastres como los incendios forestales, donde los rescatadores y rescatados, y las comunidades generalmente se unen, la pandemia requería separación y aislamiento. Las señales en todas partes indicaban los 1,5 metros requeridos entre los individuos. Los apretones de manos estaban prohibidos y fueron reemplazados por el choque de codos. Los lugares públicos, restaurantes y lugares deportivos fueron cerrados o estaban altamente restringidos. El lema «Estamos todos juntos en esto» sonó a hueco.

Incluso en casa los infectados estaban aislados de sus familias y en los hospitales los cuidadores llevaban equipos de protección personal distanciante, mientras que los enfermos estaban cubiertos en tiendas de plástico (véase Tony [p.] y Laura [p.]).

Muchos se sentían solos, ya que su anhelo y necesidad de otros y su contacto no estaban satisfechos. Muchos murieron solos y afligidos. Los familiares aislados de los enfermos y moribundos reflejaban la angustia.

El aislamiento y las separaciones son omnipresentes. Los trabajadores estaban separados del trabajo. Los adolescentes y los adultos jóvenes estaban separados de sus compañeros y parejas sentimentales. Para muchos niños la separación de la escuela, los maestros y especialmente los amigos fue la peor parte de la pandemia. Las conexiones a internet no pudieron reemplazar la proximidad física. El sexo en internet aumentó, pero carecía de realidad. Muchas relaciones sufrían separaciones.

A pesar de esto, muchos apegos psicológicos perduraron. En el hogar, los niños organizaron sus mentes para cambiar las relaciones y las directivas de los padres. Del mismo modo, los adultos absorbieron las pronunciaciones de las autoridades y las normas impuestas.

Como se ha señalado, en pocos días las personas renunciaron a los derechos por los que habían luchado durante siglos: el derecho a la circulación, asociación, trabajo, incluso vestido. Al mismo tiempo que el gobierno volteaba sus ideologías, la población pasó de una democracia a un estado policial de bienestar.

Lo que importaba no eran las ideologías anteriores o incluso las creencias religiosas, sino la confianza actual en el gobierno y su intención de proteger de manera realista a su pueblo.

Donde los líderes eran incompetentes o egoístas, sus naciones eran como familias disfuncionales. Algunos siguieron a sus líderes, a su desgracia, mientras que otros, como los niños huérfanos, lucharon por estar seguros por sí solos.

Para algunos las cargas eran demasiado grandes y se rebelaron. Algunos jóvenes hacían fiestas secretas. Otros desviaron sus frustraciones hacia protestas políticas, por ejemplo, afirmando que se les había quitado el derecho al aire. Algunos incluso organizaron disturbios.

Logro Meta; Caza, combate, trabajo

El virus frustró las actividades cotidianas de supervivencia relacionadas con la alimentación, la seguridad, el cobijo y la fabricación de cosas. El virus era un ejército invisible que necesitaba ser cazado y combatido y eliminado del mundo.

Las vacunas prometen ser las armas para hacerlo. Hasta que lleguen nos dispersamos y nos escondemos.

A veces asomamos la cabeza, solo para ser golpeados por otra ola de bajas. Luego, a regañadientes, desmoralizados, nos retiramos de nuevo a nuestras cuevas.

Al igual que soldados forzados a la impotencia mientras los enemigos acechan alrededor, la frustración se fragua. Los músculos se tensan, la presión arterial aumenta. Los hombres machos tienen que esperar a mujeres con tubos de ensayo para luchar sus batallas y al gobierno para que les proporcione alimentos.

Algunos se rebelan y expresan desprecio por el enemigo y los que le tienen miedo. Se exponen, incitando al enemigo a atacarlos. Algunos dirigen su agresión contra los grupos más débiles. Pero la mayoría hace todo lo posible y trata de permanecer en sus fuertes.

Muchos han podido trabajar desde casa, al menos hasta cierto punto, pero otros tantos no. Algunos rasparon de donde pudieron para trabajar. Otros usaron o extinguieron sus fondos de jubilación, o incluso se endeudaron.

A mayor escala, las economías se desplomaron, las empresas quebraron, el comercio disminuyó y millones quedaron desempleados. Por primera vez muchos dependieron de la limosna del gobierno, la caridad y los comedores sociales. Las condiciones son comparables a las de la Gran Depresión.

Muchos empresarios y ejecutivos trataron de adaptarse a circunstancias en constante cambio que, sin embargo, rodaban en espiral cuesta abajo. Muchos trataron de apoyar a sus empleados, con los que tenían relaciones personales. Muchos sintieron angustia al tener que despedir a los empleados para mantener sus negocios.

Ted, de 50 años

Dirigió un negocio de manufacturas con cientos de empleados. La escena estaba cambiando y deteriorándose. Ted intentó mantener el negocio a flote, al ver que perdía millones cada semana. «Tengo corazón, conozco a muchos empleados y a sus familias, pero... son matemáticas simples. Por el momento, el gobierno ha venido en nuestra ayuda».

Ted dijo con determinación: «Empecé esta pandemia con 420 empleados, y cuando termine aún tendré 420 empleados».

Muchos de los que todavía trabajaban eran personas vulnerables y su trabajo se volvió más estresante. Algunos lugares de trabajo como hospitales, mataderos y almacenes se convirtieron en caldo de cultivo para el virus.

Michael, de 58 años

Era un hombre indígena que trabajaba en un almacén. Aunque agradecido por tener un puesto, comenzó a evitar a sus compañeros de trabajo, algunos de los cuales, según Michael, no estaban suficientemente adheridos a las reglas de COVID.

Él mismo trató de mantenerse concentrado, hacer todas las cosas correctas, y ser disciplinado, con la esperanza de mantenerse a salvo. Sin embargo, estaba preocupado, dormía mal y se sentía fatigado. «Estoy decepcionado, no tengo el control de las cosas. Es un virus resistente. No tengo el control».

Michael orinaba con más frecuencia, lo que indica que su diabetes estaba fuera de control.

Las agencias gubernamentales también sufrieron. Los funcionarios públicos fueron despedidos. La calidad del trabajo se vio afectada. Todo esto ocurrió mientras el gobierno incurría en una deuda sin precedentes con el fin de evitar el caos total.

Todo se hizo más difícil a medida que los puntos de venta como bibliotecas, lugares deportivos y restaurantes cerraron.

Escuelas y universidades también cerraron. La escolarización a distancia era un reto, y los estudiantes se preocupaban por sus exámenes y sus futuros.

La moral seguía cayendo. La vida quedó socavada. La imagen propia de uno mismo y la dignidad disminuyeron. La visión de uno mismo como un miembro productivo y contribuyente de la sociedad se vio afectada.

Como siempre, hubo paradojas. Algunos estudiantes rendían mejor aislados en casa que en la escuela. Algunos adultos también lograron trabajar más en casa que desplazándose durante horas a las oficinas. Algunos ganaron tiempo para recrearse en familia.

Adaptación; Entre al objetivo; Pérdida

Los seres humanos son una especie muy adaptable, y fue notable lo rápido que la gente se ajustó a las necesidades cotidianas de sobrevivir a la pandemia.

Parecía irreal observar cómo las rutinas que eran los pilares de la vida de las personas se convirtieron en recuerdos tenues. Se adoptaron nuevas opiniones y perspectivas como si de un cambio de atuendo se tratara.

Esta imagen era engañosa. Los cambios parecían irreales, incluso cómicos. Pero estos eran colchones para amortiguar el dolor excesivo. En realidad, la gente estaba sorprendida, sorprendida a diferentes niveles por sus nuevos mundos.

Debajo de la rápida adaptación había una pérdida dolorosa. La mayoría de los más afectados fueron los enfermos, los moribundos y los afligidos, especialmente cuando tuvieron que despedirse desde la distancia.

Aparte del duelo, el contacto íntimo entre miembros de la familia y amigos cercanos a menudo se perdía a distintos niveles. Michael (p.   ) lloró porque no podía consolar a sus dos hijos adolescentes durante el confinamiento, ya que vivían con su exesposa en otro estado.

Las pérdidas eran notables en la pandemia y todas las áreas estaban involucradas: relaciones, trabajo, escuela, rutinas, modos de vida, entretenimiento y creatividad; de alguna manera el mundo entero había cambiado. A veces se acumulaban las pérdidas. A veces eran adiciones a pérdidas anteriores.

Como en muchas otras situaciones, la gente trató de protegerse contra la tristeza y el dolor. Pero el dolor y la depresión no expresados se cobran su precio en la salud física y mental.

La expresión de la pena silenciada y la desesperación puede ayudar.

Jane, 83 años, viviendo con su marido

A medida que el segundo confinamiento entró en su tercera semana, Jane se volvió cada vez más apática, y le faltaba interés y energía. «Mis piernas pesan como el plomo, y la pesadez se extiende y se apodera de todo mi cuerpo. Mi pecho también parece muy pesado, pero comprimido y doloroso. Me siento tan pesada que, si me acuesto, tal vez nunca me levante; de todos modos, tampoco tiene sentido levantarme».

¿Cuál era el motivo de esto?, explicó Jane. Apenas veía a sus hijos y nietos. En cuanto a las reuniones familiares, el sentido de la unión había desaparecido. Sin celebraciones de cumpleaños, sin visitas. No podía socializar con amigos, no podía realizar su hidroterapia, sus clases de arte, sus visitas a la peluquería; y todo lo que escucha es el número de contagios y muertes.

Jane empezó a llorar. A los dolores y la tristeza siguieron profundos sollozos.

Tras volver en sí, se sintió más ligera. «El amor sigue vivo», le dijo a su marido, «y todo esto acabará en algún momento».

Los sentimientos y estados de ánimo de los niños estaban influenciados por los estados de ánimo y las directrices de los padres. Sin embargo, los niños de todas las edades sintieron pérdidas y respondieron ante ellas a su manera. Incluso los niños de tan solo dos años podían sentirse deprimidos e indiferentes. Sin embargo, la falta de concentración y distracción de los niños podría empeorar sus depresiones y abrumarlos.

Es evidente que se ha perdido mucho para la población y que hay mucho por lo que sentirse afligido. Pero había esperanza al final del túnel. Tal vez surja un mundo nuevo y mejor.

Lucha

La lucha es un impulso instintivo de matar a sangre fría o ser matado. La lucha no es una estrategia viable contra este virus invisible y omnipresente. No importa cuánto lo odiemos, no podemos atacarlo y matarlo. Tenemos que esperar a que los técnicos encargados proporcionen la vacuna.

Hay una excepción y esta ocurre a nivel celular. Ayudado por la alta temperatura de la sangre (cuando somos pasionales e impulsivos), nuestro sistema inmunológico combate el virus. Un ejército de linfocitos, macrófagos y células asesinas naturales atrapa, anula, envenena e ingiere al ejército opuesto de células corona. Esta batalla genocida a muerte continúa en individuos infectados y se refleja en sus historiales clínicos.

De vuelta al nivel macroscópico, tener que mantener la distancia y aislarse de los demás tiende a facilitar una visión sobre los demás como algo potencialmente amenazante. Individuos, familias, vecinos y grupos se han visto cautelosamente como amenazas potenciales. Respaldándose en la ley, los infectados de verdad fueron los más evitados. Quienes los cuidaban también se volvieron sospechosos. La hermana Nadia (p.   ) estaba angustiada porque la gente ejerció abusos contra las enfermeras que salieron del hospital con sus uniformes puestos.

El virus se asoció con la suciedad. Uno tenía que lavarse las manos con frecuencia como si estuvieran sucias todo el rato. La desinfección se llamaba limpieza profunda. En la imaginación, la gente sucia y el virus se convirtieron en una misma identidad.

Nacieron límites entre el «nosotros» (limpios) y el «ellos» (sucios). Apareció el grafiti, exigiendo a los sucios extranjeros que se fueran a casa. El «ellos» puede definirse según la geografía, nacionalidad, etnia, raza o condición económica. Las fronteras entre naciones, estados y distritos surgieron y se solidificaron. La paranoia rozó los niveles de la enemistad y se procuró chivos expiatorios. Aumentaron los incidentes de racismo y antisemitismo.

El primer ministro australiano dijo a los estudiantes abandonados a su suerte en el extranjero que anteriormente habían sido gallinas de huevos de oro para la economía. «Si no te gusta estar aquí, vete a casa». Se negó a apoyarlos financieramente. Nacionales de todo el mundo se fueron a sus países de origen. Un claro ejemplo de nacionalismo tras el cual se oculta la frustración fue el de EE. UU. El presidente Trump culpaba a China por extender el «virus chino», incluso cuando trataba de ocultar su propia incompetencia.

Seamos claros. La pandemia actual no ha desencadenado nada como la culpabilización de los judíos por la pandemia de la Muerte Negra en el año 1.300, cuando miles de judíos fueron quemados hasta la muerte. Pero el coronavirus ha desencadenado frustraciones, irritabilidad e ira. Todo esto se ha traducido en un aumento de la violencia en el hogar (violencia doméstica) y en protestas y disturbios, como ocurrió en Estados Unidos e Israel. Pero incluso en estos casos había factores ajenos al virus que eran fuentes primarias para la ira.

En estos días reconocemos que los extranjeros, e incluso los infectados, no son «sucios». Tampoco sus detractores son crueles e insensibles. Todos ellos provienen de grupos desfavorecidos, que no pueden permitirse aislarse y no trabajar. No merecen la culpa, no más que los trabajadores de la salud que se están infectando a un ritmo tan rápido.

Huida

La huida como forma de evitar, distanciarse y esconderse, ha sido la estrategia de supervivencia más eficaz disponible durante la pandemia.

Las emociones asociadas incluyeron la vigilancia, el miedo, el terror y el pánico. Cuando estas emociones fueron reprimidas, la gente sintió una ansiedad general. El miedo y la ansiedad se manifiestan a través de síntomas como el insomnio, las pesadillas, las tensiones musculares, el temblor, las mariposas en el estómago y la necesidad de evacuar y defecar.

Los temores del virus podrían desplazarse a otros temores, sobre los cuales uno podría sentir tener algún control. Tales temores incluyen miedo a salir (agorafobia), obsesiones como el lavado constante de las manos, o preocupaciones exageradas por los síntomas más mínimos.

Los temores y las ansiedades relacionados con los efectos secundarios del virus, como el desempleo, la quiebra y la pérdida de residencia, podrían ser tan incapacitantes como el miedo al virus mismo. Estos temores y ansiedades también podrían derivar en fobias y obsesiones.

El miedo prolongado es muy grave. A veces, especialmente los jóvenes, «rebeldes». Se rebelan y viajan y se juntan a pesar de las consecuencias. En la guerra de trincheras se llama «pasarse de la raya».

Las ansiedades y los miedos pueden desencadenar ansiedades y miedos anteriores. Por ejemplo, cuando en algunos rascacielos de Melbourne se experimentaron brotes del virus, estos de repente fueron cerrados y circundados por la policía. Muchos de los residentes eran migrantes que habían sufrido persecución. Al igual que los sobrevivientes del Holocausto mencionados anteriormente (p.), estos volvieron a sentirse encarcelados y perseguidos.

Los niños también han sufrido de miedos y nervios de diferentes maneras, según su edad y el comportamiento parental. Algunos se volvieron pegajosos, otros irritables. Otros se retrajeron.

Los padres y las autoridades deben tratar de moldear los miedos en sus ámbitos de responsabilidad, de acuerdo con la realidad. El miedo excesivo puede dar lugar a espirales descendentes de discapacidades, mientras que la falta de miedo puede conducir a comportamientos imprudentes, lo que en algunos casos puede llevar a contraer y propagar la enfermedad. Algunas personas trataron sus miedos y ansiedades de maneras creativas. Por ejemplo, los residentes de los rascacielos que fueron cerrados por la policía se reunieron como nunca lo habían hecho, ignorando las diferencias nacionales y tribales. Establecieron conexiones a través de las redes sociales entre ellos y con la policía, que pronto se retiró.

Competición; Combate

La televisión exhibía luchas por los alimentos y los rollos de papel higiénico en los supermercados representaban la competición por la que todo se percibía como una escasez inminente.

A un nivel más serio, los hospitales, estados y naciones lucharon por suministros de camas, mascarillas, batas, equipos de protección personal y respiradores. Las escasas camas y respiradores significaban, como ocurrió en Cremona (p.   ), que algunos pacientes tenían que ser elegidos para el tratamiento sobre otros.

A nivel nacional, China compró equipos de emergencia de todo el mundo al comienzo de la pandemia. El presidente Trump compró hidroxicloroquina con la creencia de que los estadounidenses preferentemente se beneficiarían de su supuesta actividad anti-Covid-19. Laboratorios de todo el mundo corrieron para ser los primeros en descubrir una vacuna. Sus ciudadanos serían los primeros en beneficiarse.

Se trataba de acciones competitivas transparentes. Pero había una competición más arraigada, encubierta y más extendida: entre los ricos y poderosos y los pobres e impotentes. Esta competición era relativamente invisible porque se llevó a cabo de acuerdo con jerarquías establecidas desde hace ya mucho tiempo.

El resultado de esta desigualdad mostró que las personas más pobres tenían tasas más altas de contagio y muerte por coronavirus. Por ejemplo, en Estados Unidos, los negros y los indígenas murieron a causa del virus dos veces más que los blancos. También se registraron tasas diferenciales de infección y mortalidad en pandemias anteriores. En realidad, los ricos generalmente tienen mejor salud que los pobres.

En la pandemia los ricos ya comenzaron con una mejor salud y acceso a los tratamientos. Fueron capaces de trasladarse a casas vacacionales en zonas escasamente pobladas, o podían instalarse en cómodas y espaciosas casas con acceso a abundantes recursos.

Las personas y naciones más pobres comenzaron la pandemia en circunstancias física, mental y socialmente comprometidas. Tenían que vivir en condiciones de hacinamiento, y tenían que trabajar en puestos serviles, a veces peligrosos.

Al solaparse con los pobres, otros sectores de la comunidad también fueron peores que otros. Entre ellos figuraban los enfermos, los discapacitados y los ancianos (especialmente aquellos que estaban en residencias de ancianos desfavorecidos y mal administrados), los aislados, los migrantes, los solicitantes de asilo, los titulares de visados temporales y los estudiantes. Muchos cayeron en la escala social y se unieron a las filas de los vulnerables tras perder sus puestos de trabajo.

Además de los peligros físicos de contagio, los pobres y los vulnerables a menudo sufren impotentes, derrotas y pérdidas de autoestima e identidad. Sufrieron un daño moral. Un hombre con una visa temporal se sintió «maltratado y sin ningún tipo de apoyo después de cinco años pagando impuestos y formando parte de la comunidad». Otro dijo: «El gobierno australiano trató a las personas con visados vacacionales y de trabajo temporal como productos».

A veces, los hombres degradados se reafirman agresivamente, incluso violentamente, en la violencia doméstica o comunitaria.

Sin embargo, en general, esta práctica fue escasa. Los gobiernos, como el australiano, concedieron subvenciones financieras a los pobres y también a los empleadores para mantener abiertos los puestos de trabajo. Esto procuró un suministro de bienes y evitó un caos social centrado en la supervivencia del más fuerte. En lugar de luchar por los rollos de papel higiénico, como se muestra en la televisión, la gente se puso en cola en silencio para obtener comida y artículos esenciales.

En el extremo superior de la escala jerárquica, algunos argumentaron que era su derecho evolutivo comportarse como deseaban, ya que eran los preferidos para la supervivencia natural, la de los más aptos. Algunos donaron un poco de su riqueza para apaciguar su culpabilidad.

Mucho más comúnmente, los más amables donaban dinero y sus servicios a los pobres. Algunos eran extremadamente generosos. Y algunas naciones prometieron que la vacuna, cuando llegara, se distribuiría justa y uniformemente a todo el mundo.

Cooperación; Creatividad

«¡Estamos todos juntos en esto!» ha sido un grito común y, de hecho, singularmente, todos en el mundo se han visto amenazados por el coronavirus.

Frente a un enemigo común, la gente se unió. Las familias, ya juntas durante más tiempo, intensificaron sus relaciones. Los vecinos que antes tenían poco en común se ofrecieron ayuda mutua. Los indígenas de diferentes tribus formaron «turbas» comunes. Especialmente al principio, cuando no se conocía la duración de la pandemia, hubo una oleada de euforia, desde políticos hasta individuos, que los hacía dejar de lado sus diferencias y los llevaba a fusionarse en una causa común.

Hubo optimismo, se pensaba que esta solidaridad continuaría traduciéndose en un propósito común y que se olvidarían las divisiones y enemistades pasadas. Parecía que, si podíamos cooperar en relación con el virus, podríamos cooperar en relación con el cambio climático, las armas nucleares, la pobreza.

Se dice: «La necesidad es la madre de la invención». Por supuesto, la invención que todos queremos es la vacuna, pero mientras tanto individuos y sociedades inventaron nuevas formas de vivir, trabajar, comerciar, comunicarse, aprender, disfrutar, hacer cosas y crear. Algunas de estas invenciones proporcionarían beneficios permanentes.

La euforia, la cooperación y la creatividad son comunes al comienzo de las guerras y otros desafíos. Al principio se anticipa una victoria rápida. Pero esta guerra se ha prolongado. La cooperación en la segunda ola fue a regañadientes en lugar de eufóricamente. Algunos vacilaron en cooperar.

La unión forzada podría ser irritante y crispante. El estrés puede reducir la creatividad, la libido y la tolerancia. Las familias se han roto durante la pandemia.

Pero el amor florece después de los desastres y las tasas de natalidad aumentan.

En gran medida dependerá del liderazgo futuro qué estrategias de supervivencia reinarán. Esperemos que sea menos competición y lucha y más cooperación y creatividad.

Los instintos de supervivencia eran de carne y hueso en la pandemia. Pero no eran estáticos entre los individuos. Irradiaban a lo largo de un andamio tridimensional.

Las tres dimensiones de la pandemia

1. La dimensión de los parámetros.

Esta dimensión denota la naturaleza y el contexto del desastre. Nos referimos al «qué» (en este caso la pandemia), «cuándo» ocurrió, se extendió y terminó, «dónde» ocurrió y «quién» se vio afectado: adultos y niños; individuos, familias, comunidad, naciones y los vulnerables y ayudantes.

El eje de parámetros es el andamio, o esqueleto sobre el que se construye la estructura de la pandemia.

2. La dimensión del proceso.

La dimensión del proceso denota la progresión de la pandemia desde la evaluación de los medios de supervivencia hasta la evocación de las campañas de supervivencia, y hasta sus efectos y consecuencias. Las estrategias de supervivencia contienen las respuestas físicas, psicológicas y sociales aparentemente infinitas y caóticas descritas hasta ahora.

3. La dimensión espiritual o de profundidad

Esta dimensión es específicamente humana. Va desde instintos hasta significados y propósitos existenciales. Incluye la moral, los valores, las ideologías, las religiones, la sabiduría y la verdad.

Frecuentemente ignorada por las profesiones curativas, esta dimensión incluye dolores que normalmente superan los físicos. Piensa en culpas, vergüenzas, frustraciones con la injusticia; dilemas morales, principios, valores, autoestima, significados existenciales y propósitos: la gente está dispuesta a morir por ellos, o puede ser eternamente torturada por ellos. (Piensa en tener que elegir quién va a tener un respirador; tener que trabajar bajo el riesgo de infectar a la familia, etc.)

Las tres dimensiones se muestran a continuación en la Figura 1. (Véase: Vista Diseño de Impresión).

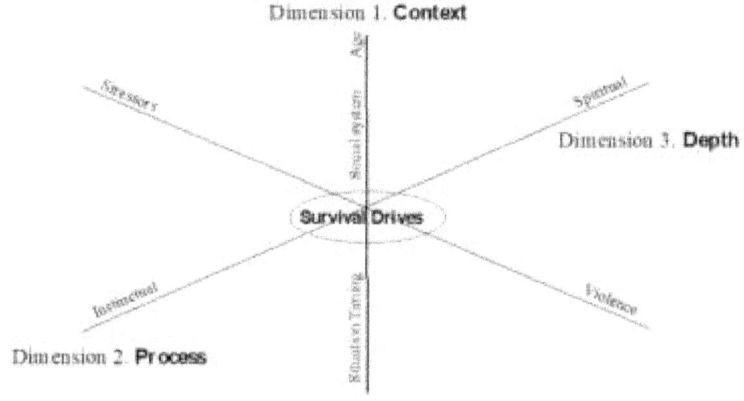

Es imposible tener en mente los parámetros, los procesos y las dimensiones espirituales al mismo tiempo. Sin embargo, cada punto de cada dimensión es importante. Al igual que en la medicina, perder un punto de referencia puede conllevar resultados trágicos. Por ejemplo, en Melbourne, la falta de atención adecuada a los ancianos de las residencias provocó muchas muertes entre los residentes, y una segunda ola de la pandemia en toda la ciudad.

A menudo los niños son olvidados. A menudo los dilemas espirituales son ignorados.

Al igual que en la medicina, eventualmente todos los sistemas y órganos deben ser considerados, así que en la pandemia debemos recoger todos sus parámetros posibles.

Diagnóstico de respuestas ante el estrés pandémico

Durante mucho tiempo, se reconoció cada estrategia de supervivencia, pero la octava no se ha recogido para explicar la gran variedad de síntomas existentes en situaciones estresantes y traumáticas.

Esto ha llevado a una restricción en nuestro lenguaje. Por ejemplo, podemos usar el término «depresión» para la tristeza, el dolor, la fatiga, la derrota, la soledad, el fracaso, la desmoralización, etc., sin darnos cuenta de que cada uno de estos elementos pertenece a áreas específicas aún indefinidas. Lo mismo ocurre con la «ansiedad», que puede abarcar conceptos relacionados con causa de daños, abandonos, heridas, traiciones, etc. Incluso las ideas suicidas pueden surgir no solo de la «depresión», sino también de la angustia, la culpa, la vergüenza, la injusticia, los valores e ideales fallidos, que nacen de estrategias de supervivencia fallidas.

El conocimiento de las estrategias de supervivencia nos proporciona un vocabulario que engloba «consecuencias para la salud mental» previamente incipientes en los desastres, y que anteriormente estaban limitadas por el lenguaje a las tasas de suicidio, ansiedad y depresión.

La perspectiva holista nos permite orientar, rastrear y dar sentido a la gran variedad de respuestas de estrategia de supervivencia, ya sean físicas, psicológicas, sociales o espirituales.

La lucha contra las consecuencias de la pandemia para la salud mental

Los regímenes de tratamiento tienen muchos nombres, pero ciertos elementos se aplican a los tratamientos de salud mental en todos los desastres, incluida la pandemia.

Reconocimiento

Es importante reconocer la naturaleza, el alcance y el peligro de la pandemia a fin de gestionarla de manera realista. Sin reconocimiento uno está sujeto a la negación, el miedo excesivo, los rumores, los mitos y las fantasías, pero lo peor de todo es que uno será vulnerable a los estragos del virus.

Las autoridades tenían que ser veraces y cuidadosas para ser creíbles y que se siguieran sus instrucciones. En Australia, el gobierno, con científicos a su lado, se ganó la confianza de la población al proporcionar sus actualizaciones e instrucciones diarias.

Del mismo modo, la gente generalmente confiaba en la información gubernamental de los periódicos, la radio, la televisión, los medios electrónicos y las publicaciones.

El reconocimiento oficial de las consecuencias de la catástrofe para la salud mental tardó un poco más, a pesar de que los trabajadores en el ámbito solicitaron recursos, ya que se enfrentaban a un mayor número de personas que buscaban ayuda.

Educación; Consejo; Asesoramiento

Una vez reconocidos, se instituyeron los tratamientos. La primera y más común línea de tratamiento fue la de apoyo. Incluía la educación, el consejo y el asesoramiento.

Educación.

Se informó a la gente de las respuestas comunes a las crisis con medios como en el folleto Coping With a Major Personal Crisis, presentado por la Cruz Roja (véase el capítulo 2). Un mensaje central fue: «Tu angustia es normal. Son las circunstancias las que son anormales». La gente no estaba loca y no necesita sentir vergüenza por cómo se sentían.

Consejo.

El consejo incluye: establecer rutinas de comidas, dieta, sueño, descanso, ejercicio y tiempo libre para descansar y pensar; tratar de mantener la vida lo más normal posible; establecer y lograr metas inmediatas; utilizar los medios modernos para trabajar, estudiar, divertirse y mantener contacto; comunicarse y compartir con otros; expresar las necesidades clara y honestamente a la familia, amigos, funcionarios y trabajadores de la salud mental; no reprimir los sentimientos.

Asesoramiento.

El asesoramiento incluía advertencias y medios de asistencia.

Advertencias incluidas: tenga mucho cuidado con la maquinaria y los coches, porque el estrés distrae y provoca accidentes; cumpla con su medicación habitual; tenga cuidado con el alcohol, las drogas no recetadas, los juegos de azar y el comer en exceso. (Véase Recomendaciones, p).

Las técnicas de tensión y alivio del estrés incluían respiración profunda, ejercicios de relajación, yoga, meditación, masajes, hidroterapia, y el disfrute de placeres simples como paseos en la naturaleza.

Todos los tratamientos suplen muchos beneficios de la interacción humana. Se consideraban partes no específicas del tratamiento, pero en realidad sus ingredientes tienen efectos específicos contra el estrés.

Relaciones; Ingredientes contra el estrés

Lo que atañe a las autoridades con respecto de la atención genuina y la confianza atañe también a los cuidadores profesionales y terapeutas. Sus características «humanas» hacen que sus esfuerzos sean creíbles y fiables. Lo han de proporcionar contiene los siguientes ingredientes:

Sentido de un entorno seguro de confianza - ya sea en una oficina, o como era necesario en la pandemia, sobre la pantalla.

El «estar ahí» y «responder como un «humano» engendra confianza y seguridad.

La bondad, el reconfortamiento y el apoyo mejoran el sentido de la importancia y valen la pena.

La Empatía, el ser escuchado, el cuidado, el apoyo, la aportación proporcionan un sentido de sintonía y comprensión.

El espacio y los límites proporcionan un área para pensar, hablar, jugar y trabajar.

Las actitudes no prejuiciosas y el respeto contrarrestan los juicios negativos.

La esperanza, acompañada de alegría, confianza, humor y expectativas positivas realistas (ver el vaso medio lleno) contrarrestan el pesimismo excesivo y la desesperación.

Tratamientos sintomáticos

Los tratamientos sintomáticos están dirigidos a eliminar los síntomas sin preocuparse por la comprensión de sus orígenes. Algunos ejemplos son tratar dolores de cabeza y otros dolores con analgésicos; síntomas estomacales con antiácidos; ansiedad con tranquilizantes; insomnio con pastillas para dormir; depresión con antidepresivos.

Del mismo modo, los temores se tratan con la reducción del miedo (mediante la exposición gradual a objetos temidos); la ira con el manejo de la ira; la soledad a través del contacto; los asesores financieros abordan los problemas financieros; el desempleo con las agencias de empleo, etc.

Todos estos son tratamientos de apoyo en los que tanto los clientes como los ayudantes son conscientes de la lógica de la ayuda que se proporciona.

Algunos síntomas persisten y no tienen sentido. Esto se debe a que simbolizan problemas profundos, que las personas sienten; si se exponen, podrían destruir sus vidas. En este caso, la terapia de apoyo debe derivar en terapia de perspicacia.

Una amplia gama de terapias se centra en síntomas específicos. Entre ellas se incluyen la terapia cognitiva conductual (CBT según sus siglas en inglés), la terapia de desensibilización y reprocesamiento por movimientos oculares (EMDR según sus siglas en inglés), y la psicoterapia focal, para abordar estos problemas.

Lo que todos tienen en común es el reconocimiento del síntoma como simbólico de una situación pasada altamente estresante o traumática, que la persona no pudo resolver en ese momento. En esa situación, el paciente había hecho todo lo posible, pero la situación era demasiado abrumadora y dolorosa. Esa situación está ahora en el pasado, aunque está impresa en la mente como si fuera actual. Con una claridad cada vez mayor, las condiciones del trauma pasado y la seguridad actual se separan y se impregnan de la distancia del tiempo y el significado narrativo.

Tratamiento dentro de una perspectiva holista

Cuando una persona sobrevive a un accidente automovilístico grave, necesita pasar por un examen físico. Cada área del cuerpo, cada órgano y sistema se examina y se evalúa en profundidad. Todo lo que rodea las circunstancias y consecuencias del accidente debe ser atendido también (p.).

El mismo enfoque multidimensional debe aplicarse a las consecuencias para la salud mental de desastres como la pandemia.

La perspectiva holista incluye todos los elementos del tratamiento considerados hasta ahora: reconocimiento, educación, relación y reducción de síntomas.

Pero cuando todo está en el aire, abordar un problema es solo una oportunidad para que surja otro problema. Al igual que después de un accidente automovilístico no bastaría con apaciguar un síntoma o problema del suceso, tampoco podemos estar satisfechos con apaciguar un síntoma de salud mental como la ansiedad o la depresión, los pensamientos suicidas o la violencia doméstica; especialmente ahora que nuestros ojos se han abierto a tantos otros síntomas en diferentes dimensiones que se dan en el estrés y el trauma.

¿Recuerdas la piedra del estanque? Provoca múltiples ondas a lo largo, ancho y profundo del estanque. Una perturbación importante como una pandemia causa una variedad de ondas en todas las dimensiones. Tratar solo una onda, o incluso la progresión de una onda es insuficiente. Una perturbación importante perturba al conjunto entero. Necesitamos una perspectiva holista.

Por lo menos tenemos que encontrar un epicentro, la alteración central de la piedra golpeando el agua, el momento de colisión de dos coches, la infección inicial del virus. Luego podemos hacer un barrido de las múltiples ondas. O, cuando no se recuerda la colisión, podemos rastrear las ondas hasta su epicentro.

Al igual que todo ser humano tiene características similares, pero es diferente en detalle, todas las imágenes de pandemia están sujetas a la perspectiva holista y pueden ser examinadas a través de ella.

Entre los millones de imágenes de este tipo, veamos brevemente a Laura (p.   ) como un breve ejemplo.

Debiste buscar el epicentro de su angustia y preguntar: «De todas las cosas que te preocupan, ¿qué te preocupa más?». Ella podría decir que ha tenido que elegir a quién intubar y a quién dejar para morir. Su instinto de rescate quedó traumatizado, pero aún vivo cuando quería abrazar al chico que temía morir. Sus otros instintos estaban demasiado tensos. Estaba en un combate en turnos de 12 horas, pero no importa cuánta energía gastó, no pudo tener éxito. Se sentía derrotada compitiendo por escasos recursos. No pudo luchar contra el virus. «Estamos cayendo como moscas». Y eventualmente sucumbe al virus. Ella se vuelve dependiente de los demás. Recuerda a todos los muertos. Había demasiados para llorar. Tiene ideas suicidas.

Sus síntomas se relacionan con la gama de estrategias de supervivencia (Tabla 1, p   ). Si tratáramos a Laura, en el contexto de la relación terapéutica (véanse otros elementos del tratamiento) reconoceríamos, nombraríamos, hablaríamos, trazaríamos sus orígenes, sentiríamos, reevaluaríamos, pondríamos en contexto, procesaríamos y colocaríamos sus traumas en un marco flexible, moral y existencial consciente de autoconciencia, ahora en su poder. Un proceso similar puede ser necesario para su familia y sus compañeros.

Todas las estrategias de supervivencia en todas sus dimensiones están cubiertas.

Los profesionales a veces exponen sus objeciones, diciendo que no están entrenados para curar la variedad de problemas biológicos, psicológicos y sociales. Además, no tienen tiempo para cubrir toda la condición humana de sus pacientes.

Sin embargo, no es demasiado difícil aprender cómo las diferentes estrategias de supervivencia se manifiestan en sus diferentes formas. De hecho, una perspectiva holista ahorra tiempo, al igual que lo hacen el diagnóstico y tratamiento de todas las alteraciones físicas actualmente en medicina general.

En la práctica, el reconocimiento, el consejo, las relaciones contra el estrés, los tratamientos sintomáticos y de apoyo, y también los tratamientos de comprensión e integrales se alternan y combinan. La perspectiva holista asegura que una amplia variedad de síntomas pueda ser entendidos en sus contextos y que reciban tratamientos apropiados.

Ese es el propósito de este folleto: convertir experiencias dolorosas en historias comprensibles que tengan sentido y sanen.

Esta no es una perspectiva lujosa. Perderse en aspectos de ella puede tener consecuencias terribles. Incluirlos puede restaurar el amor y el alma en nuestro ser sacudido.

CONCLUSIÓN

Podemos estar viendo la COVID-19 como un evento sin precedentes. Pero, para las víctimas de muchas situaciones sus traumas parecen personales y sin precedentes. Sin embargo, en esta pandemia, tal vez por primera vez, ha habido una amplia aceptación científica de las consecuencias comunes, aunque variadas, para la salud mental. Y estas consecuencias, si en cierto modo son únicas, están compartidas con otros grandes desastres.

El problema ha sido identificar y, por tanto, tratar estas consecuencias para la salud mental. Los diagnósticos psiquiátricos comúnmente mencionados de depresión, ansiedad, suicidio y violencia doméstica no cubren la plétora casi infinita de sufrimiento humano que se manifiesta en la pandemia, y también lo hace en otras catástrofes.

Este folleto proporciona un marco extenso, la perspectiva holista, que reconoce las respuestas de supervivencia y sus impulsos. El marco da sentido a una amplia variedad de sufrimientos cognitivos, emocionales, psicosomáticos y morales durante la pandemia. Utilizando este conocimiento, el folleto describe diferentes niveles de tratamiento, desde consejos generales hasta la profundización en el núcleo del sufrimiento.

Cada dolor es singularmente conmovedor. Sin

embargo, una ciencia de aflicciones puede ayudar a sanar muchas penas.

REFERENCIAS

Cruz Roja Australiana: Coping with a Major Personal Crisis (folleto).

Emergency Management Australia (2002). Mental Health Practitioners Guide.

Valent, P. (1998). From Survival to Fulfilment; A Framework for the Life-Trauma.

Dialectic. Londres: Taylor and Francis.

Valent, P. (1998). Trauma and Fulfilment Therapy; A Wholist Framework. Londres: Taylor and Francis.

www.ingramcontent.com/pod-product-compliance
Lightning Source LLC
LaVergne TN
LVHW010650200726
843507LV00011B/1795